周術期管理の謎22

編集 森本 康裕（宇部興産中央病院）

22 secrets in perioperative management

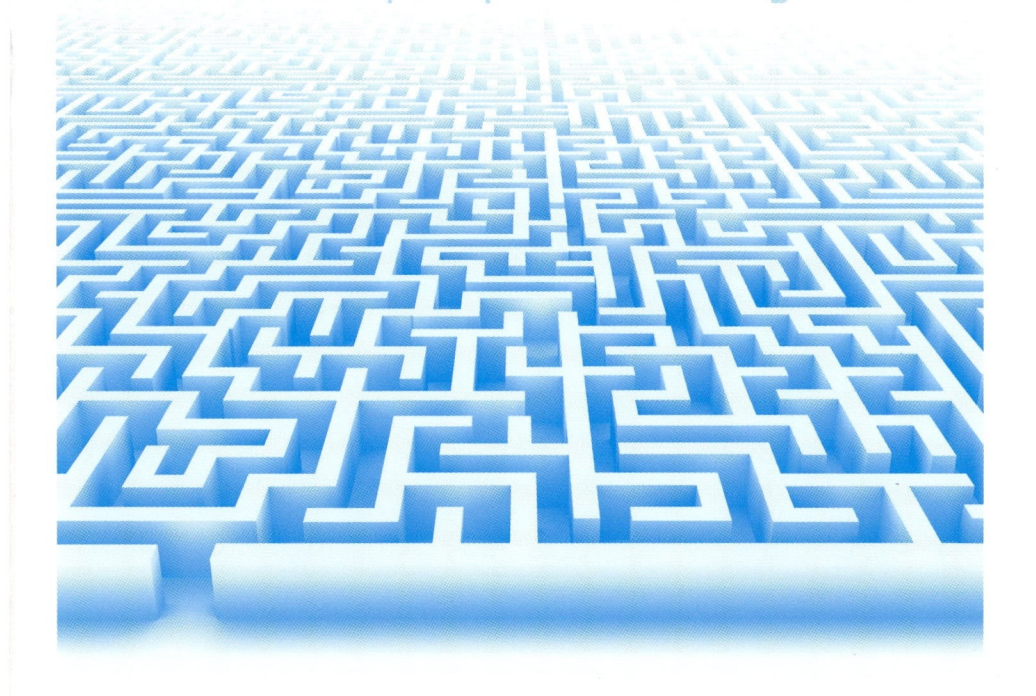

克誠堂出版

執筆者一覧

編 集

森本　康裕　宇部興産中央病院麻酔科

執筆者

桜井　康良　独立行政法人地域医療機能推進機構 船橋中央病院麻酔科
島本　葉子　宇部興産中央病院麻酔科
鈴木　昭広　旭川医科大学病院麻酔科蘇生科
上嶋　浩順　昭和大学医学部麻酔科
下出　典子　兵庫医科大学病院手術センター
山本　俊介　大分大学医学部麻酔科学講座
小野寺 美子　旭川医科大学麻酔・蘇生学講座
山崎　広之　大阪市立大学大学院医学研究科麻酔科学
田中　克明　大阪市立大学大学院医学研究科麻酔科学
増井　健一　防衛医科大学校麻酔科学講座
森本　康裕　宇部興産中央病院麻酔科
木山　秀哉　東京慈恵会医科大学麻酔科学講座
渕辺　誠　沖縄赤十字病院麻酔科
讃岐 美智義　広島大学病院麻酔科
笹川　智貴　旭川医科大学麻酔・蘇生学講座
萩平　哲　大阪大学大学院医学系研究科麻酔・集中治療医学
坪川　恒久　東京慈恵会医科大学麻酔科学講座
中本　達夫　関西医科大学麻酔科学講座
宮﨑　直樹　国立病院機構 熊本医療センター麻酔科
柴田　康之　名古屋大学医学部附属病院手術部
酒井　規広　地方独立行政法人大阪府立病院機構 大阪府立呼吸器・アレルギー医療センター麻酔科
田辺 瀬良美　東京都立多摩総合医療センター麻酔科
駒澤　伸泰　大阪医科大学麻酔科学教室

（執筆順）

序文

　周術期管理には謎が一杯である。周術期管理で最も重要な全身麻酔薬についてはその作用機序は完全には解明されていない。作用機序が分からないままこれまでの使用経験に基づいて使用しているのが現状である。一方で、麻酔薬の薬物動態については多くのことが分かっている。したがって可能なかぎり理論に基づいた薬物投与がなされるべきである。現在の周術期管理においては、このようにまだ分からないことと分かっていることの区別が必ずしも明確でないというのが実感である。

　例えばフェンタニルを使用すると覚醒しないというのは少し前まではよく信じられていた迷信であった。現在ではオピオイドをうまく使用し、併用する麻酔薬を減らすことで速やかな覚醒を得ることができることは自明である。しかし、本書にある肥満患者では吸入麻酔薬の覚醒は遅くなるというのは信じている人が多いのではないだろうか。

　本書は日常臨床における素朴な疑問に対して、理論あるいはエビデンスを示して説明を試みることを目的とした。自分の興味のある話題から読み始めて、日々の臨床の中で意外に知らなかった事実を発見することで、周術期管理学の深みを実感してもらえればと思っている。

　謎はあくまでも謎である。話題によっては明確な結論が示されなかったり、最後の判断は読者に委ねられているものもある。本書を元にして、考える臨床を実践することでよりレベルの高い周術期管理を目指していただきたい。

　最後に、本書の発行にあたり多大な御協力を賜った克誠堂出版の関貴子氏に心から感謝いたします。

2015年4月吉日

宇部興産中央病院麻酔科
森本　康裕

CONTENTS
目次

1 術前経口補水のメリットは何か？　桜井　康良 ……………………… 1
2 手術当日のACE阻害薬、ARBは中止すべきか？　島本　葉子 ……… 9
3 気管挿管ではビデオ喉頭鏡を第一選択とすべきか？　鈴木　昭広 …… 19
4 全身麻酔時になぜ声門上器具を使用するのか？　上嶋　浩順 ………… 29
5 中心静脈穿刺はなぜ超音波ガイド下に行わないといけないのか？
　　　　　　　　　　　　　　　　　　　　　　下出　典子 ………… 39
6 術中の予防的抗菌薬投与はなぜ3時間おきなのか？　山本　俊介 …… 49
7 ステロイドカバーは本当に必要なのか？　小野寺　美子 ……………… 59
8 手術中の低体温はなぜ避けなければいけないのか？
　　　　　　　　　　　　　　　　　　　山崎　広之・田中　克明 …… 67
9 レミフェンタニルの1μg/kg/min以上の投与に意味はあるのか？
　　　　　　　　　　　　　　　　　　　　　　増井　健一 ………… 77
10 後発品のセボフルランは先発品と同じなのか？　森本　康裕 ………… 87
11 薬物動態パラメータって何？　木山　秀哉 ……………………………… 95
12 開腹手術での輸液はボルベンを積極的に使用すべきか？
　　　　　　　　　　　　　　　　　　　　　　渕辺　誠 …………… 115
13 フロートラックは周術期の循環管理に本当に有用か？
　　　　　　　　　　　　　　　　　　　　　　讃岐　美智義 ……… 125
14 スガマデクス時代に筋弛緩モニターはルーチンで使用すべきか？
　　　　　　　　　　　　　　　　　　　　　　笹川　智貴 ………… 135
15 BISモニターはルーチンで使用すべきか？　萩平　哲 ……………… 141
16 肥満者では吸入麻酔薬からの覚醒は遅れるか？　坪川　恒久 ……… 149
17 全身麻酔下に神経ブロックを実施してもよいのか？
　　　　　　　　　　　　　　　　　　　　　　中本　達夫 ………… 161
18 局所麻酔薬中毒に脂肪乳剤はなぜ効くのか？　宮﨑　直樹 ………… 169
19 癌手術と区域麻酔　柴田　康之 ………………………………………… 179
20 TKAの術後鎮痛：もはや大腿神経ブロックさえも時代遅れなのか？
　　　　　　　　　　　　　　　　　　　　　　酒井　規広 ………… 185
21 帝王切開術後鎮痛は何がベストなのか？　田辺　瀬良美 …………… 199
22 手術室外での安全な鎮静管理はどのように行うべきか？
　　　　　　　　　　　　　　　　　　　　　　駒澤　伸泰 ………… 209

1 術前経口補水のメリットは何か？

桜井　康良

はじめに

　2012年に発表された日本麻酔科学会の術前絶飲食ガイドライン（以下、日麻ガイドライン）[1](MEMO ①) の発表を機に、術前経口補水療法（oral rehydration therapy：ORT）[2] を臨床に導入する施設が増えつつある。しかし一方で、ORT導入が進んでいない施設や導入に際してのさまざまな壁を乗り越えられずにいる施設もある。導入の成否のカギは「ORTにはどのような、そしてどの程度のメリットがあるのか？」を明らかにすることにある。メリットが十分に周知されれば、ORTを採用する施設が増加すると期待している。本稿では炭水化物（carbohydrates：CHO）飲料のアルジネードウォーター®（以下、ArgW；ネスレニュートリション、東京）も清澄水（clear fluid）に含めて[3]、検討する。

1 術前経口補水療法（ORT）のメリット・デメリット

　日麻ガイドライン制定の目的は安全な術前絶飲食時間の短縮である（MEMO ①、②）。ヨーロッパ静脈経腸栄養学会のガイドラインによれば、「術前の絶飲食はほとんどの場合に不必要で、術後の栄養摂取中断はほとんどの患者で不必要である（推奨度A）」[4] として、周術期の絶飲食期間短縮を推奨している。安全性が確保された現状において（MEMO ②）、ORTのメリットだけでなく、デメリットも含めて検証することは意義あることと考えた。

1）患者と病棟管理上のメリット

　補液には末梢ライン留置が必要となるため、患者の精神的かつ肉体的な拘

束感などストレスが増強される。一方 ORT では口渇感が緩和され、一時的であっても空腹感も緩和される。トイレ歩行や更衣などの自由度が増すために、患者のストレスが軽減されて満足度は向上する[4〜8]。同時に看護師の労力も軽減される。CHO 飲料・水・絶飲食の 3 群で快・不快に関する項目をビジュアルアナログスケールで比較した研究では、絶飲食より CHO 飲料や水を飲んだ症例のほうが、術前の不快な状態が軽減され、CHO 飲料が水よりも口渇感・空腹感・不安感・不快感・体調不良感の項目ではさらに減少させていたと報告された[8]。ORT は術後の嘔気も減少させるとの報告[6]もあり、注目に値する。ただし患者ストレスは軽減されても、手術室入室時のバイタルサインに影響を及ぼすほどではなかったと報告されている[5,7]。

著者の施設では麻酔科医が術前診察する際に、病棟看護師も同席のうえで日麻ガイドライン（MEMO ①）を参考に ORT の適応を判断して患者に説明を行っている。看護師は麻酔科医の指示に基づいて経口補水液を準備し、患者に提供する。経口補水液は病棟で一定数をストックし、栄養課から使用した分を配膳で補充している。補液を準備するよりも簡便であり、補液にかかわるインシデントも減少し、末梢ライン確保時に医師を探す手間が省けるなど看護師業務の軽減つながると好評である[9]。

2）麻酔科医の立場からのメリット

ERAS（enhanced recovery after surgery）プロトコルの中で術前絶飲食時間の短縮は CHO 負荷とともに重要な柱となっている[10,11]（MEMO ③）。ORT による術前絶飲食時間の短縮は不安の軽減、術前脱水、電解質異常、周術期補液過剰の回避といった ERAS の他の項目にも良い影響を与える可能性がある[10]。

ERAS では脱水や水分過剰投与や電解質異常が予後を悪化させる可能性があるため、周術期をとおして体液・電解質のバランスを保つことが重要であるとしている[10]。さらに手術室入室時の体液・水分バランスを正常に保ち、麻酔導入後の循環抑制や硬膜外麻酔の使用による低血圧への対応としての急速補液を避けるべきであるとしている。また術中の水分とナトリウムの過剰投与は腸管機能回復遅延につながるとの報告がある[12]。結腸癌患者の術後を対象とした研究で標準群（154 mmol 以上のナトリウムと 1 日 3 L 以上の水分投与）と制限群（77 mmol 以下のナトリウムと 1 日 2 L 以下の水分投与）の 2 群を比較したところ、制限群は術後 4 日目の胃からの固体・液体排泄

時間が短く、腸管運動の回復が早く入院日数も短縮した[13]。このように過剰輸液を避け、適切な輸液管理をすることが予後の改善に寄与すると思われる。

　経口補水液[2]には何が良いのか？（MEMO ③）下剤による脱水状態におかれている結腸内視鏡を受ける患者を対象に、補水効果を検討した報告がある。通常の清澄水を飲んだ群と電解質加炭水化物飲料群の 2 群で比較した。両群とも補水により脱水は改善するが、電解質加炭水化物飲料群のほうが起立性低血圧の程度が軽く、補水効果に優れていた[14]。理論的には経口補水液が優れているが、現時点では清澄水の中で経口補水液[2]の優位性を示す報告はなく、各施設で使用可能な飲料を選択してもよいと考えている[9]。

　次に神奈川県立がんセンターからの報告を紹介する。胃癌患者を対象とし、従来どおりに術前夜から絶食とし、清澄水を術前夜で中止して緩下剤を投与したコントロール群と清澄水を術当日朝まで継続して緩下剤を軽減化した ERAS 群の 2 群に分け、体内水分量を多周波数インピーダンス法にて、術前日と術当日朝に測定した。コントロール群で体内水分量は－10.6%±4.6%（平均±SD）減少したのに対し、ERAS 群では－2.4%±6.8% と減少幅が有意に軽減した[15]。また合併症のない 20 症例の乳癌患者で、8 時間の絶飲食後に、OS-1®（大塚製薬工場、徳島市）1,000 mL を 3 時間かけて摂取し、2 時間後（手術室入室時）に採血・採尿を行った。その結果、補水後の血清ナトリウム値の低下とナトリウム分画排泄率の上昇を認め、腎血流量の維持が示唆された[16]。ローリスクの手術患者 300 人を対象にして、OS-1®（1,000 mL）を摂取させた ORT 群と絶飲食にした群で比較したところ、ORT 群はナトリウム分画排泄率が上昇し、ORT による腎血流量の維持が示唆されると報告した[7]。また、50 例の乳癌患者を ORT 群と iv 群に分け、ともに 1,000 mL を投与したところ、ORT 群のほうが尿量も多く、ナトリウム分画排泄率が上昇し、腎血流量が維持されたと報告した[17]。

　以上のように ORT は脱水の回避や患者満足度の向上[17]のみならず、体内水分量と腎血流を維持し、電解質などの検査値も正常に保ち、周術期をとおして絶飲食時間を短縮する[18]。患者予後改善に寄与できるようにさらなる工夫と研究が必要であると総括したい。

3）デメリットはあるのか？

　ORT 導入の課題としては、多くの科や部署との調整が必要になることが

挙げられる[9,19]。ORT 導入の旗振り役として最も適しているのは周術期チーム医療の中心に位置する麻酔科医である。それぞれの病院の実情に合った方法を模索して[6,9,19,20]、ORT を導入できるよう麻酔科医各位の自覚と奮起を期待したい。

　これまで DPC 導入病院では、市販の経口補水液を食事療養費として請求することで、病院の収益向上に貢献できた。しかし平成 26 年 3 月に厚生労働省保険課医療課より、疑義解釈（問 91）の中で、「手術前等において食事を提供せず、経口補水のみを提供する場合、・・・必要なエネルギーをまかなうための食事を提供していない場合について入院時食事療養費を算定することはできない」という回答があり、併せて平成 26 年 4 月からの実施が要求された。日本麻酔科学会がガイドラインを定め、ORT を普及させようとした矢先に出されたこの通達は残念というほかない。対策として、当院では患者購入への切り替えを検討した。しかし病棟看護師の患者への説明負担の増加、売店の営業時間制限、認知症や移動困難な患者への対応、異なる飲料の購入や摂取、飲水量チェックや時間管理がルーズになるなどの懸念があり、また補液したとしても DPC 病院ではコスト請求できないため、当院では病院負担に切り替えた。

MEMO ① 日本麻酔科学会「術前絶飲食ガイドライン」（抜粋）[1]

はじめに：
　・・・長時間の絶飲食は、患者に口渇感や空腹感などの苦痛を与え、脱水や周術期の合併症を増やす可能性があり・・・。我々は本邦における安全な術前絶飲食時間の短縮に寄与することを目的に本ガイドラインを作成した。

適応：
　・・・適応は・・・待機的手術患者とする。ただし、消化管狭窄患者、消化管機能障害患者、気道確保困難が予想される患者、緊急手術患者、およびリスクの高い妊婦などは・・・適応せず、患者の状態に合わせた対応とする。

MEMO ② 安全性の確保[9,21]

　当院では ORT をガイドラインに先行して導入するにあたり、安全性を独自に検証した。胃超音波を用いて、ボランティアとさらに手術患者で胃内容

液を確認した[19,22]。次に上部内視鏡手術患者を対象に、麻酔導入後に内視鏡を用いて胃液を採取して、ORTの安全性の確認をし直した[23]。ORTの安全性は大規模研究でArgWも含めて報告されている[5〜7]。

MEMO ③ ERASと炭水化物（CHO）負荷

　ERASでは術後に起こるインスリン抵抗性の悪化を避けるために、術前からCHO飲料を推奨している[10,24,25]。しかし結腸癌以外の術式では、この悪化を食い止められないとの報告もあり[26,27]、今後も研究が必要である。ERASでは糖質濃度12.5%のpreOp®（NUTRICA、Netherlands）を術前夜800 mL（400 kcal）摂取し、術前2時間前まで400 mL（200 kcal）摂取する手順が紹介されている。日本ではpreOp®は入手できないが、ArgW（糖質濃度18%）がpreOp®の代用品となりうることが人工膵臓を使った研究から示唆された[28]。ArgWはもともと栄養補助食品（流動食）として開発された製品であり、当院では清澄水でありながら熱量を補給できることに着目して使用している[3,9,19]。

2 ERASは万能か？

　元来ERASは結腸癌手術患者を対象とし[10,11,29]、既存のエビデンスの組み合わせをセットにして導入し、入院日数の短縮、予後の改善、コスト削減などを目指している。結腸癌手術患者に限っては、患者に悪影響を与えることなく[30]、入院日数の短縮は広く認められている[10,11,31]が、合併症率や死亡率への影響に関しては、いまだ評価が定まっていない[10,11,29,31,32]。Cochrane databaseでは、研究の質やデザイン、対象症例数の少なさなどの問題が指摘されており、入院日数短縮効果を認めるものの、臨床導入に十分な証拠はそろっていないとの厳しい見方がある[33,34]。現状で包括的な治療の一環としてORTを導入することは、予後の改善に貢献できる可能性があるとの位置づけにとどまっている。現在東北大学が中心となって日本の実情に合わせたESSENSE（ESsential Strategy for Early Normalization after Surgery with patient's Excellent satisfaction）[35]が進行中である。この研究は中心的理念を生体侵襲反応の軽減、身体活動性の早期自立、栄養摂取の早期自立、周術期不安軽減と回復意欲の励起とし、ERASで推奨された項目を再整理し、医

療者の介入事項を規定するのではなく、患者状態の達成目標を明確化することとしており、その結果が待たれる。

まとめ

1. 術前 ORT の安全性はすでに確立しており、日麻ガイドラインにそって導入すべきである。
2. ORT は患者満足度を上げ、水分と電解質の補給が点滴静注と同様またはそれ以上にでき、電解質など検査値も正常に保たれ、腎血流も維持できる。
3. 一つ一つの事象は小さいことであるが、その積み重ねこそが臨床成績の改善に寄与すると考えられる。
4. ORT の臨床的知見はいまだ十分とはいえ、バイタルサインにどこまで影響するのか、他の ERAS 要素は改善されるのかなどさらなる研究が必要である。

【文　献】

1) 公益社団法人日本麻酔科学会. 術前絶飲食ガイドライン. http://www.anesth.or.jp/guide/index.html（2014 年 9 月閲覧）.
2) 桜井康良, 鍋谷圭宏. 経口補水療法（oral rehydration therapy：ORT）. 外科と代謝・栄養 2013；47：113-6.
3) 桜井康良. 術前の炭水化物飲料摂取時の安全性評価. 臨床栄養 2012；20：49-53.
4) Braga M, Ljungqvist O, Soeters P, et al. ESPEN guidelines on parenteral nutrition：surgery. Clin Nutr 2009；28：378-86.
5) Oyama Y, Iwasaka I, Shiihara K, et al. Effects of preoperative oral carbohydrates and trace elements on perioperative nutritional status in elective surgery patients. Middle East J Anesthesiol 2011；21：375-83.
6) 堤　理恵, 武川茉莉子, 中屋　豊ほか. 整形外科病棟における術前経口補水液の導入とその効果. 栄養　評価と治療 2013；30：71-6.
7) Inoue T, Fukuyama T, Sasabuchi Y, et al. Safety and efficacy of oral rehydration therapy until 2 h before surgery：a multicenter randomized controlled trial. J Anesth 2011；26：20-7.
8) Hausel J, Nygren J, Lagerkranser M, et al. A carbohydrate-rich drink reduces preoperative discomfort in elective surgery patients. Anesth Analg 2001；93：1344-50.
9) 桜井康良. 術前飲食. 森本康裕編. 麻酔科医のための知っておきたいワザ 22. 東京：克誠堂出版；2014. p.3-13.
10) Fearon KCH, Ljungqvist M, Von Meyenfeldt M, et al. Enhanced recovery after surgery：a consensus review of clinical care for patients undergoing colonic resection. Clin Nutr 2005；24：466-77.
11) Varadhan KK, Neal KR, Dejong CH, et al. The enhanced recovery after surgery（ERAS）pathway for patients undergoing major elective open colorectal surgery：a meta-analysis of randomized controlled trials. Clin Nutr 2010；29：434-40.
12) Lobo DN, Macfee DA, Allison SP. How perioperative fluid balance influences postoperative outcome. Best Pract Res Clin Anaesthesiol 2006；20：439-55.
13) Lobo DN, Bostock KA, Neal KR, et al. Effect of salt and water balance on recovery of gastrointestinal function after elective colonic resection：a randomized controlled trial. Lancet 2002；

359：1812-8.
14) Barclay RL, Depew WT, Vanner SJ. Carbohydrate-electrolyte rehydration protects against intravascular volume contraction during colonic cleansing with orally administrated sodium phosphate. Gastrointestinal Endoscopy 2002；56：633-8.
15) 谷口英喜, 佐々木俊郎, 牧瀬杏子ほか. 絶食時間を短縮した術前管理の提案―多周波数インピーダンス法を用いた体内水分量の検討から―. 日臨麻誌 2010；30：383-92.
16) 谷口英喜, 佐々木俊郎, 藤田久栄. 術前体液管理への経口補水療法の試み. 日臨麻誌 2009；29：815-23.
17) Taniguchi H, Sasaki T, Fujita H, et al. Preoperative fluid and electrolyte management with oral rehydration therapy. J Anesth 2009；23：222-9.
18) 谷口英喜. 術前経口補水療法. 臨床麻酔 2011；35：939-49.
19) 桜井康良, 内田倫子, 三村文昭ほか. 経口補水療法（経口補水液と炭水化物負荷）の安全性の確保―非侵襲的評価法を中心として―. 麻酔 2011；60：790-8.
20) 藤野能久, 本間恵子, 曽我弓みほか. 麻酔科主導の術前経口補水療法の導入と標準化 国立病院機構滋賀病院での取り組み. 滋賀医大誌 2013；26：28-35.
21) 桜井康良. 胃超音波. 森本康裕編. 麻酔科医のための知っておきたいワザ22. 東京：克誠堂出版；2014. p.81-91.
22) 三村文昭, 桜井康良, 内田倫子ほか. 経口補水液 OS-1 は術前患者に clear fluid として安全に使用できる. 麻酔 2011；60：615-20.
23) 桜井康良, 内田倫子, 三村文昭. 内視鏡を用いた胃液吸引による術前経口補水療法の安全性評価. 麻酔 2014；63：636-9.
24) Nygren J. The metabolic effects of fasting and surgery. Best Pract Res Clin Anaesthesiol 2006；20：429-38.
25) Nygren J, Thorell A, Ljunggvist. Are there any benefits from minimizing fasting and optimization of nutrition and fluid management for patients undergoing day surgery? Curr Opin Anaesthesiol 2007；20：540-4.
26) Bareuer JP, Dossow V, Heymann C, et al. Preoperative oral carbohydrate administration to ASA Ⅲ-Ⅳ patients undergoing elective cardiac surgery. Anesth Analg 2006；103：1099-108.
27) Tran S, Wolever TMS, Erret LE, et al. Preoperative carbohydrate loading in patients undergoing coronary artery bypass or spinal surgery. Anesth Analg 2013；117：305-13.
28) Tamura T, Yatabe T, Kitazawa H, et al. Oral carbohydrate loading with 18% carbohydrate beverage alleviates insulin resistance. Asia Pac J Clin Nutr 2013；22：48-53.
29) Gustafsson UO, Scott MJ, Schwenk W, et al. Enhanced recovery after surgery society. Guidelines for perioperative care in elective colonic surgery：Enhanced recovery after surgery (ERAS®) Society recommendations. Clin Nutr 2012；31：783-800.
30) Khan S, Wilson T, Ahmed J, et al. Quality of life and patient satisfaction with enhanced recovery protocols. Colorectal Dis 2010；12：1175-82.
31) Eskicioglu C, Forbes SS, Aarts MA, et al. Enhanced recovery after surgery (ERAS) programs for patients having colorectal surgery：a meta-analysis of randomized trials. J Gastrointest Surg 2009；13：2321-9.
32) Lv L, Shao YF, Zhou YB. The enhanced recovery after surgery (ERAS) pathway for patients undergoing colorectal surgery：an update of meta-analysis of randomized controlled trials. Int J Colorectal Dis 2012；27：1549-54.
33) Burden S, Todd C, Hill J, et al. Pre-operative nutrition support in patients undergoing gastrointestinal surgery. Cochrane Database Syst Rev. 2012；11：CD008879.
34) Spanjersberg WR, Reurings J, Keus F, et al. Fast track surgery versus conventional recovery strategies for colorectal surgery. Cochrane Database Syst Rev. 2011；16：CD007635.
35) 宮田　剛. 術後回復を促進するためのエッセンス―日本外科代謝栄養学会 ESSENSE project―. 臨床栄養 2013；123：258-9.

2 手術当日の ACE 阻害薬、ARB は中止すべきか？

島本　葉子

はじめに

　全身麻酔薬と心血管系薬剤との間の相互作用については不明な点が多く、術前より内服している心血管系薬剤を周術期に継続あるいは中止するかについては意見が一致していない[1]。β遮断薬、Ca拮抗薬は手術当日朝まで安全に継続可能だが、アンジオテンシン変換酵素阻害薬（angiotensin converting enzyme inhibitor：ACEI）やアンジオテンシンⅡ受容体拮抗薬（angiotensinⅡ receptor blocker：ARB）などレニン・アンジオテンシン系（RAS）阻害薬は、全身麻酔導入後に重篤な血圧低下を来すリスクがあるとして手術当日の投与中止が勧告されている[2]。一方、RAS阻害薬の内服中止により手術室入室時に高血圧となる症例もしばしば経験される。RAS阻害薬内服患者が多くなっている現在、手術当日のACEIやARBは中止が望ましいかどうかについて考えてみたい。

1 RAS 阻害薬を投与継続するメリット・デメリット

1）RAS 阻害薬継続のメリット

a. 低血圧における血流保持機能（autoregulation）

　RAS阻害薬は降圧作用のみではなく、脳、心、腎などに対して臓器保護作用を有する。RAS阻害薬は他の降圧薬と比較して、血圧に対する血流のautoregulation曲線を左にシフトさせるため、血圧低下時においても血流は低下することなく一定に維持される（図1）[3〜5]。一方、内頸動脈、椎骨動脈、冠動脈、腎動脈などの重要臓器への灌流は、収縮期血流だけでなくむしろ拡張期血流に多くを依存する。左心室から収縮期に駆出された血液によって拡張期に血圧と血流を生じるためには、Windkesselモデルから大動脈が

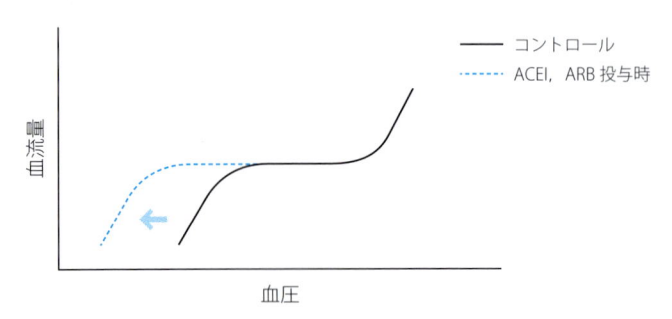

図1 Autoregulation
動脈血圧がある範囲内で変化しても，血流量はほぼ一定に保たれる．ACEIやARB投与時にはautoregulation曲線が左方移動し，血圧低下時でも血流が維持される．

コンプライアンスを有する弾性管である必要がある（MEMO ①）（図2）。RAS阻害薬はこの大動脈コンプライアンスを改善することにより、重要臓器の拡張期血流を維持確保できる。収縮期圧より低い拡張期圧において臓器血流を維持できれば、収縮期から拡張期の連続した血圧範囲内において一定の血流を確保し、脳や腎領域でのautoregulation機能（一定の血圧範囲では血流を一定に保つ機能）の保持に役立つ。手術中は常に麻酔薬による血圧低下の可能性があるが、RAS阻害薬が投与継続されていれば、突然の血圧低下に際しても重要臓器の血流は保持されやすいと考える。

b. 昇圧反応のリスク減少

手術中は侵害刺激を介して血圧上昇を生じる可能性がある[1]。RAS阻害薬を継続投与していれば血圧上昇の抑制を期待できる。中心血圧（近位大動脈血圧）は脳、心、腎などの重要臓器への血流量を決定するのみならず、心血管系イベント発生の指標にもなる。RAS阻害薬はβ遮断薬やヒドララジンなど他の降圧薬に比して下肢からの反射波の抑制効果が大きいために、上腕血圧で収縮期血圧が上昇していても、中心血圧では昇圧が少ない。左心室から伝播した圧脈波は大動脈を下行するが、インピーダンスの異なる部位、主に大腿部で反射し、反射波として近位大動脈に向かって逆行性に伝播する。収縮期血圧は駆出圧（P1）と反射波圧の総和（P2）による2峰性の血圧波形を示す。近位大動脈内ではこの収縮後期に生じる反射波の重合により最大血圧は収縮後期に形成されることが多く、特に高齢者や動脈硬化症例ではほとんど例外なく中心血圧はP2がピークとなる（P2＞P1）。一方、上腕血圧

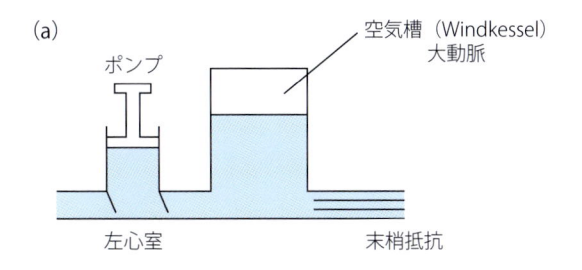

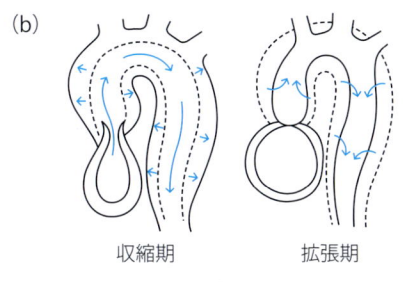

図2 Windkessel モデル
(a) 水力学的モデル
ポンプで押された水は一部は先端から流出するが，抵抗血管のために残りの水は空気槽（Windkessel）に貯まり空気を圧縮する．次いで，ポンプ駆出が終了後には，空気槽の圧縮された空気の力で先端から水が流出する．
(b) 収縮期に左心室から駆出された血液は弾性管である大動脈腔内に貯えられ，拡張期に大動脈の弾性によって末梢に送り出される．

測定では駆出圧波増幅と反射波遅延から収縮早期の駆出圧が高くなり（P1＞P2）、収縮早期圧が最大血圧になる（図3）。RAS 阻害薬は反射波を抑制する効果があり、上腕で測定した収縮期血圧（P1）が低下していない場合であっても、中心血圧においては反射波圧低下を介して収縮期血圧（P2）が低下することが多い。したがって、麻酔中に侵害刺激により上腕血圧（P1）の上昇を認めても、RAS 阻害薬を継続投与していると中心血圧の収縮期血圧（P2）は必ずしも過度に上昇していない可能性がある。

2）RAS 阻害薬継続のデメリット

RAS 阻害薬を投与し続ける最大のデメリットは、麻酔導入時に難治性低血圧発生の可能性が残ることである。中心血圧は脳、心、腎などの重要臓器

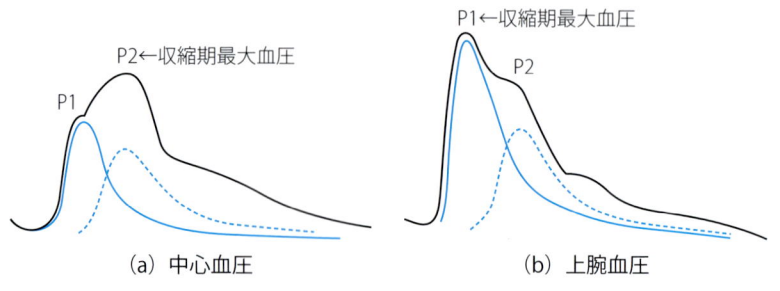

図3 中心血圧と上腕血圧
収縮期血圧波形は駆出圧波，反射圧波の重合から形成され2峰性となる．収縮期最大血圧は，中心血圧ではP2，上腕血圧ではP1となる．

への血流量を決定する最重要因子なので、麻酔中には中心血圧を最適に維持し血圧変動を最小に管理する必要がある。

現在使用されるほとんどの麻酔薬には心収縮力直接抑制と、血管拡張に伴う後負荷低下による血圧低下作用がある。さらに麻酔薬は交感神経を抑制し、交感神経終末からの伝達物質であるノルアドレナリン（noradrenaline：NA）を分泌抑制することによって血圧低下をまねく[6]。患者が術前長時間の絶食、脱水状態にあれば低血圧になりやすい。低血圧の許容範囲は一般的に収縮期圧で80 mmHg程度であり、それ以下ではautoregulationの血圧範囲を逸脱し臓器血流減少の懸念がある。麻酔薬による交感神経系抑制に加えて、RAS阻害薬の作用でRASが抑制されていると低血圧を生じやすく、昇圧薬を投与しても血圧維持が困難であった重症例の報告もある[7]。

日常診療においてRAS阻害薬は動脈硬化症例に投与されているので、このような症例の麻酔時における突然の低血圧は大きなリスクになると考えられる。

MEMO ① Windkessel モデル（図2）

空気槽（Windkessel）と末梢抵抗のモデルである。
左心室から駆出された血液は、収縮期に大動脈壁の伸展拡大により大動脈腔内に一定量が蓄えられ、拡張期に大動脈が復元するエネルギーによって末梢への拡張期血流を形成する。コンプライアンス（ΔV/ΔP）が改善すると大動脈は収縮期に拡大しやすくなる。

2 RAS阻害薬投与継続の際の難治性低血圧の機序と対処方法

1）機　序（MEMO ②）

a. RAS阻害薬の薬理

　腎臓で合成されるレニンはアンジオテンシノーゲンをアンジオテンシン I に変換する。アンジオテンシン変換酵素（angiotensin converting enzyme：ACE）はアンジオテンシン I を II に変換する。アンジオテンシン II（angiotensin II：Ang II）は強力な血管収縮薬で、血管平滑筋に局在するangiotensin II type 1 receptor（AT$_1$受容体）に作用する。さらにAng II は交感神経終末においてシナプス前に局在するAT$_1$受容体に結合してNA分泌を促進、およびNA再取り込みを抑制し、最終的にα受容体刺激による血管収縮を増強する[8,9]。

　Ang II 産生の抑制にACEI、AT$_1$受容体機能抑制にはARBが用いられている。RASには血中RASと組織RASがあり、多くの本態性高血圧患者では血漿レニン活性が増加していないにもかかわらず、血管組織でACEの増加とAng II 産生能の増加が観察されている。

b. RAS阻害薬が麻酔中に治療抵抗性の難治性低血圧を生じる可能性

　血圧は交感神経系、RAS、バソプレシン系の相互作用により維持されている。この3系のいずれかが阻害されると、残りのシステムによって代償される。すなわちRAS阻害薬内服患者に麻酔薬を投与して交感神経抑制状態になると、血圧はバソプレシン系のみで調整されるため、低血圧を生じる危険が高くなる[10]。

　末梢循環におけるAng II とα受容体刺激血管収縮との相乗効果はよく知られており、生体内で血流に影響を及ぼさない濃度の低用量のAng II を投与すると、交感神経依存性の前腕血流減少を来すと報告されている[11]。また、交感神経支配欠如の状態においても、直接血管収縮反応を来すことができない低濃度のAng II が存在するとカテコールアミンやフェニレフリンによるα受容体刺激反応性を増大させる（図4）[12,13]。麻酔中のRAS阻害薬投与継続によって、直接的にAng II 受容体が阻害されるかAng II 濃度低下に伴いAng II の受容体刺激が減少した状態では、昇圧目的で投与されたカテコールアミンはα受容体刺激血管収縮反応に対する反応性が低下（血管収縮相乗効果の阻害）して難治性低血圧の原因になる可能性がある。

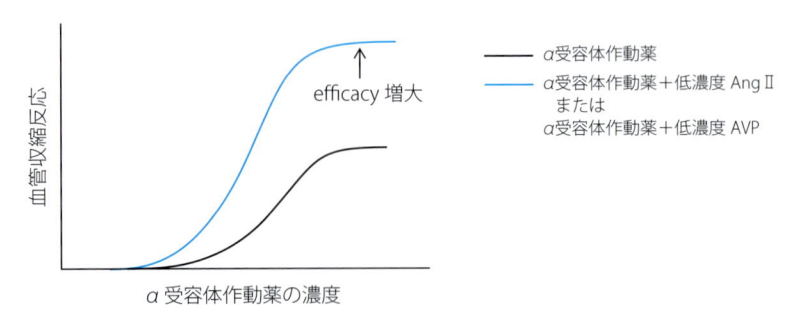

図4 α受容体作動薬の濃度反応曲線
低濃度AngⅡないし低濃度AVP存在下で、α受容体作動薬の収縮反応増強（efficacyの増大）が認められる.

2）対処方法

　RAS阻害を現段階では解除する方法がない。ACEI投与中の場合は、AngⅡの静注によって麻酔時の低血圧に対処できると報告されている[10]。一方、ARBに関しては、AT_1受容体においてAngⅡと競合拮抗する場合には、AngⅡの投与用量を増加させれば同様に血圧回復できる可能性があるが、ロサルタン以外のARBは非競合拮抗薬のために単純にAngⅡ濃度を増加させても完全に血圧を回復することはできない。いずれにせよAngⅡは現在では市販されていない。

　RAS阻害を直接解除する方法がない以上、対処法は交感神経刺激とバソプレシン系刺激となる。

a. 交感神経刺激について

　通常α作動薬としてはエフェドリン、メトキサミン、フェニレフリンが使用されるが、内因性活性の大きいNAの使用も考慮されるべきである。

b. バソプレシン系刺激

　アルギニン・バソプレシン（arginine vasopressin：AVP）はヒトでは最も強力な血管収縮薬の一つであり、血管平滑筋細胞にあるバソプレシン1（V_1）受容体に結合して直接的に血管収縮作用を発現する。さらにAngⅡと同様に、単独では血管収縮を生じない低濃度のAVPがV_1受容体を介して、動脈および静脈におけるNAのα受容体作動血管収縮反応を増強することが知られている[14〜16]（図4）。NA投与による血圧回復が不十分な場合には低用量（0.03 U/min）AVPを併用して対処する（MEMO ③）。

MEMO ② 麻酔薬自体が血圧低下を生じる機序

周術期の低血圧は頻繁に認められる病態である。血圧は心拍出量と体血管抵抗の積で表わされることから、平均血圧の低下にはこの両者の関与を考慮すべきである。さらに近位大動脈の圧波形と血流波形から、大動脈特性インピーダンスや動脈コンプライアンスが検討されている。吸入麻酔薬の循環動態への影響は、イソフルラン、デスフルランによる主に体血管抵抗の低下に伴う血圧低下であり心拍出量は維持される。一方、セボフルランの血圧低下は心拍出量の低下が主因であり、体血管抵抗への影響は少ない[17,18]。静脈麻酔のプロポフォールは用量依存的に動静脈を拡張させるため心拍出量、体血管抵抗はともに減少し血圧低下を来す[19]。イソフルラン、セボフルラン、プロポフォールは動脈圧低下とそれに伴う大動脈径の減少を生じ、大動脈特性インピーダンス増加により中心血圧の駆出圧 P1 が増加する可能性はあるが、動脈コンプライアンス上昇により収縮後期の P2 は低下する。その結果、収縮期血圧が低下すると考えられる。

MEMO ③ AVP を昇圧薬として投与できないか？

正常循環動態では血漿 AVP 濃度は 4 pM 以下であり、出血性ショックなどの病的状態では 200 pM 前後まで増加する[20]。一方、AVP 単独で血管収縮を生じるためには 1 nM レベル以上の濃度が必要であり、生理的濃度では不十分である（AVP の V_1 受容体に対する pD_2 値 8.36）[21]。生体で AVP 0.04 U/min で投与すると血漿 AVP 濃度は 200〜400 pM に上昇するが、この濃度にて実験的にも NA 血管収縮増強が報告されている[21]。

一方、AVP は強力な昇圧薬であるが、高用量投与はできない。AVP 0.05 U/min 以上では冠動脈を収縮させ狭心症発作を誘発する可能性があるため、臨床的に 0.03 U/mL の投与が勧められている。NA と AVP では冠動脈に対する反応が異なり、NA は心外膜にある太い冠動脈を軽度収縮、心筋内にある細い冠動脈を拡張するのに対し、AVP は太い冠動脈をわずかに拡張させるものの、細い冠動脈を著明に収縮させるために心筋虚血リスクが増加する。さらに AVP の副作用として四肢阻血、皮膚壊死、腸管虚血にも注意が必要である。

3 麻酔中の RAS 阻害薬投与を中止すべきか？

　RAS 阻害薬の手術中への影響、および術後長期への影響について多数の報告があるが、一定の結論は得られていない[1]。しかし、手術当日の朝のみ中止すると麻酔中の血圧低下が少ないとする報告があり、血圧が臓器血流決定因子の最重要因子という点を考慮すれば投与中止選択が無難である。しかし、手術当日の朝のみ投与中止しても RAS 阻害薬の効果が完全には消失する事実はなく、薬剤血中濃度と血圧低下度はほとんど相関しないことからも積極的に中止する理論的根拠はない（MEMO ④）。RAS 阻害薬を中止して術中血圧が上昇した際に、ニカルジピンなどの Ca 拮抗薬の持続静注が行われているが、Ca 拮抗薬の血管平滑筋への直接作用によって血管の autoregulation 機能が破綻すれば、血圧変動の際に血流供給が安定しない可能性がある[4,5]。一方、RAS 阻害薬投与を継続して血圧低下を生じた場合でも、NA と低用量 AVP の併用により対処可能である。

MEMO ④ RAS 阻害薬は当日朝の中止で効果が消失するか？

　手術当日朝の RAS 阻害薬中止が勧められているが、長時間作用の RAS 阻害薬が主体となっているため、24 時間の休薬でも麻酔下での難治性低血圧予防に不十分なことが多い。

　一般に薬剤が血漿から消失するためには血漿半減期の 3〜5 倍が必要とされ、さらに薬剤の体内での生物学的半減期は血漿タンパク結合の影響を大きく受けるため、当日朝の中止で効果が消失すると考えるには疑問が残る。例としてバルサルタンは血漿半減期 5〜10 時間だが、血漿タンパク結合率 94〜97% であり、ここから薬剤が徐放されるため効果が長時間続き、手術前に 5 日間の休薬を必要とした報告がある[22]。

まとめ

　RAS 阻害薬は多くの優れた作用をも有する薬剤である。全例で RAS 阻害薬投与を中止するのではなく、症例ごとに RAS 阻害薬投与を継続するか中止するのかを検討すべきである。

【文　献】

1) Sear JW. Perioperative renin-angiotensin blockade : to continue or discontinue, that is the question! Anesth Analg 2014 ; 118 : 909-11.
2) Wolf A, McGoldrick KE. Cardiovascular pharmacotherapeutic considerations in patients undergoing anesthesia. Cardiol Rev 2011 ; 19 : 12-6.
3) Vraamark T, Waldemar G, Strandgaard S, et al. Angiotensin II receptor antagonist CV-11974 and cerebral blood flow autoregulation. J Hypertens 1995 ; 13 : 755-61.
4) Scholz H, Kurtz A. Disparate effects of calcium channel blockers on pressure dependence of renin secretion and flow in the isolated perfused rat kidney. Pflügers Arch 1992 ; 421 : 155-62.
5) Griffin KA, Picken M, Bakris GL, et al. Comparative effects of selective T- and L-type calcium channel blockers in the remnant kidney model. Hypertension 2001 ; 37 : 1268-72.
6) Behnia R, Molteni A, Igić R. Angiotensin-converting enzyme inhibitors : mechanisms of action and implications in anesthesia practice. Curr Pharm Des 2003 ; 9 : 763-76.
7) Brabant SM, Bertrand M, Eyraud D, et al. The hemodynamic effects of anesthetic induction in vascular surgical patients chronically treated with angiotensin II receptor antagonists. Anesth Analg 1999 ; 89 : 1388-92.
8) Lyons D, Webster J, Benjamin N. Angiotensin II. Adrenergic sympathetic constrictor action in humans. Circulation 1995 ; 91 : 1457-60.
9) Clemson B, Gaul L, Gubin SS, et al. Prejunctional angiotensin II receptors. Facilitation of norepinephrine release in the human forearm. J Clin Invest 1994 ; 93 : 684-91.
10) Eyraud D, Mouren S, Teugels K, et al. Treating anesthesia-induced hypotension by angiotensin II in patients chronically treated with angiotensin-converting enzyme inhibitors. Anesth Analg 1998 ; 86 : 259-63.
11) Seidelin PH, Collier JG, Struthers AD, et al. Angiotensin II augments sympathetically mediated arteriolar constriction in man. Clin Sci 1991 ; 81 : 261-66.
12) Qiu HY, Henrion D, Levy BI. Endogenous angiotensin II enhances phenylephrine-induced tone in hypertensive rats. Hypertension 1994 ; 24 : 317-21.
13) Henrion D, Laher I, Laporte R, et al. Further evidence from an elastic artery that angiotensin II amplifies noradrenaline-induced contraction through activation of protein kinase C. Eur J Pharmacol 1992 ; 224 : 13-20.
14) Medina P, Noguera I, Aldasoro M, et al. Enhancement by vasopressin of adrenergic responses in human mesenteric arteries. Am J Physiol 1997 ; 272 (3Pt2) : H1087-93.
15) Medina P, Acuña A, Martínez-León JB, et al. Arginine vasopressin enhances sympathetic constriction through the V_1 vasopressin receptor in human saphenous vein. Circulation 1998 ; 97 : 865-70.
16) Streefkerk JO, Pfaffendorf M, van Zwieten PA. Vasopressin-induced facilitation of adrenergic responses in the rat mesenteric artery is V_1-receptor dependent. Auton Autacoid Pharmacol 2003 ; 23 : 35-41.
17) Park KW. Cardiovascular effects of inhalational anesthetics. Int Anesthesiol Clin 2002 ; 40 : 1-14.
18) Lowe D, Hettrick DA, Pagel PS, et al. Influence of volatile anesthetics on left ventricular afterload *in vivo*. differences between desflurane and sevoflurane. Anesthesiology 1996 ; 85 : 112-20.
19) Lowe D, Hettrick DA, Pagel PS, et al. Propofol alters left ventricular afterload as evaluated by aortic input impedance in dogs. Anesthesiology 1996 ; 84 : 368-76.
20) Treschan TA, Peters J. The vasopressin system : physiology and clinical strategies. Anesthesiology 2006 ; 105 : 599-612.
21) Noguera I, Medina P, Segarra G, et al. Potentiation by vasopressin of adrenergic vasoconstriction in the rat isolated mesenteric artery. Br J Pharmacol 1997 ; 122 : 431-8.
22) Nabbi R, Woehlck HJ, Riess ML. Refractory hypotension during general anesthesia despite preoperative discontinuation of an angiotensin receptor blocker. F1000Res 2013 ; 2 : 12.

3 気管挿管ではビデオ喉頭鏡を第一選択とすべきか?

鈴木　昭広

はじめに

　ある日、麻酔科医のあなたは"予知夢"を見た。今から3年後、旅行中にあなたは突然Vf・VT以外の原因で心停止となる。横たわる自分の体を天井方向から見下ろしているあなたの目の前に、救急要請を受けた救命士がやってくる。彼はMacintosh型で気管挿管30例の実務経験があり、かつ日々マネキントレーニングを欠かしたことのない挿管認定救命士だ。メディカルコントロール医師の指示を受け、救命士は挿管を試みた。しかし残念ながら声門の視認が悪く、挿管は失敗に終わる。胸骨圧迫を受けながら、あなたはバッグバルブマスクで換気され、近隣病院に運ばれる。そこでは、2年間の初期研修を終えたばかりの医師が当直医として待ち構えていた。彼は研修中に麻酔科（1ヶ月間）で30例の挿管経験を得ている。しかし、その後は仕事が忙しく、トレーニングの暇もなければ病棟急変での気管挿管に出くわすこともなかった。彼は救急外来でモニターを見て叫ぶ。「Asystoleです。アドレナリン投与、胸骨圧迫継続！挿管します！」彼が何を手に持っていたかは定かではない。器具が口に挿入され、喉に違和感を覚えたその刹那、はっと目が覚めた。「いやな夢だ…」
　病院に出勤し、手術室の朝カンファに出る。「本日から研修する、ノドガシラヒデオです。よろしくお願いします！」…なんと、その顔は先ほどの夢に出てきた3年目医師と瓜二つではないか。彼こそが今から3年後、あなたの急変に対応し、救急外来で気管挿管する医師となる人物である。さて、今日から1ヶ月の研修、約30例の実務経験を積む彼（以後"当直医"とする）に、あなたは自分の未来を託さねばならない。そのときに備えて、彼にはMacintosh型とビデオ喉頭鏡、どちらを第一選択として教えておくべきであろうか？

1 ビデオ喉頭鏡のメリット・デメリット

1）メリット

　ビデオ喉頭鏡は光ファイバーやCCDカメラなどの光学技術を用いて、人間の目では見えにくい曲がり角の向こう側を見ることができる。目と声門の間を外力で直線化することで声門を観察する直視型喉頭鏡に対し、ビデオ喉頭鏡類は気道をより生理的な形に保ち、より小さな力で、声門の視認性を向上させることができる。ガイド溝をもつタイプは声門へのチューブ留置も容易となる。

2）デメリット

　歴史が浅いわりに多数の機種が発売され、器具性能の比較や検証が追いつかず、器具ごとの優劣をつけがたい状況が続いている。また、多くのビデオ喉頭鏡はディスポーザブルブレードを利用しており、従来の喉頭鏡に比べるとコストが割高となりやすい。また、ブレードの安定供給も欠かせない。出血、曇り、唾液の3大悪により視野が障害されうる。声門がよく見えてもチューブをうまく進められないことがある。ブレードデザインに適合する鉗子がない場合異物除去ができない。

2 気道管理をめぐる状況の変化

　プレホスピタルと救急を取り巻く気道管理はこの10年で激変した。西暦2004年以前は、気管挿管は医師にしか行えない手技であった。院内の医療過誤報告システムも未発達で、もし食道挿管で不幸な転機をたどったとしても、原疾患による死亡が主体と判断されていた時代と推察される。2004年以降は救命士法の改定により、30例の実務経験をもつ挿管認定救命士、あるいはさらに＋5例程度の実務を有するビデオ喉頭鏡での挿管認定救命士が認められ、病院到着前に気管挿管を実施することが可能となっている。また、救命士は声門上デバイスの挿入は病院実習なしでも認められ、心肺停止患者ではほぼルーチンに挿入して搬送してくる。
　一方、卒後臨床研修制度（2014年時点）において救急科は3ヶ月間の必修であるが、救急外来で切迫する状況にある患者に対して気道管理の経験の乏しい研修医に悠長に気管挿管を指導し、手技をじっくりと習得させること

は極めて困難である。麻酔科は安定した手術患者で研修医が手技習得に専念できる環境を提供できるが、そもそも選択科目に位置づけられているため、全くローテーションしないものから、最短2週間から数ヶ月を過ごすものまでさまざまである。ここで、冒頭のような1ヶ月研修で挿管の実施経験が30例程度、という医師が出てくる。

　Macintosh型は成功率90％に到達する目安として平均57例の経験が必要とされる。つまり、救命士と同等の30例を経験したとしても両者は所詮"ドングリの背比べ"で、手技は成熟していない。しかも、研修医は救命士と異なり、初期研修中にさまざまなスキルを学ぶ必要があるため、救命士のようにマネキンによる気道管理のトレーニングに日々いそしむようなゆとりはない。さらに、研修医の多くは救命士が使用できる声門上デバイスの（SGA）トレーニングを受ける機会も、挿入機会も圧倒的に救命士より少ない。つまり現在、救命士以下の気道管理スキルしかもたない医師が粗造乱発され、訓練を積んだ救命士が挿管に失敗した事例を、より未熟な技術しかもたない医者が担当するという恐ろしい現実が日本全国で発生しているのである。

3 喉頭鏡の分類

　ではここで、気管挿管に使用する喉頭鏡を簡単に3つに分類しよう（図1）。
　①第1世代とは直視で声門を観察する喉頭鏡
　　MillerやMacintosh型など
　　救命士挿管では、まず第1世代（直視型）を学ぶことが法的に定められている。
　②第2世代とは光学技術で声門を観察するだけのもの
　　McGRATH MAC、GlideScope、Storz C-MAC、TruView EVO2など
　　救命士は法的に使用できない。
　③第3世代は光学技術に加え、気管チューブの進行方向を規定するガイド（チャネルなど）を有するもの
　　AirwayScope、AIRTRAQ、KingVISION、Bullard型などがある。
　　ビデオ認定救命士はガイド溝つきのビデオ喉頭鏡のみ使用できる。
　このように、第2世代と第3世代あわせたものが"ビデオ喉頭鏡"と呼

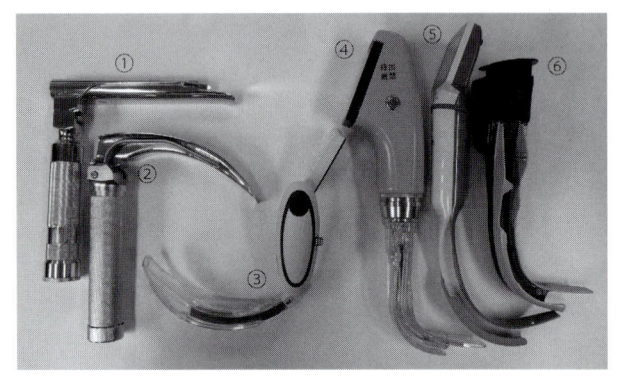

図1 各種の喉頭鏡
（ ）内は世代を示す．
左から①Foregger（1），②Macintosh（1），③McGRATH MAC（2），
④AirwayScope（3），⑤KingVISION（3），⑥AIRTRAQ（3）

ばれるが、幅広い機種を含む。一般にビデオ喉頭鏡の多くは声門視認性が向上し、周囲スタッフと情報共有が行える点で、基本性能としてMacintosh型を上回っていると考えてよい。挿管の初回成功率に関しても、ビデオ喉頭鏡はMacintosh型に勝るものがほとんどである。なお、救命士は使用できるデバイスに法的な規制がかかるのに対し、研修医を含む医師は制約なくデバイスを自由に選択できる。

4 ASA困難気道ガイドラインにそって考える

　米国麻酔科学会での困難気道ガイドライン（ASA-DAM）は麻酔患者を対象とするため、術前評価に重きをおき、安易に麻酔導入・筋弛緩すべきでないことを提言している。しかし、この術前評価は心肺停止の患者ではほとんど意味をもたない。気道管理の選択としてawakeか麻酔導入後か、という分岐も存在せず、麻酔導入後の挿管試行（initial attempt）と同じところからスタートせざるをえない。もし、初回挿管を失敗した場合、①助けを呼ぶ、②自発呼吸を戻す、③患者の覚醒の選択があるが、1人当直の病院では、①の助けさえ呼べない環境に研修終了後の医師はおり、マスク換気かSGA以外選べない。また当然心肺停止の患者に②、③のオプションもない。なんとかマスク換気ができれば、代替喉頭鏡などで再度アプローチが認めら

れる。では、たった30例の実務経験で、当直医にMacintosh型と代替喉頭鏡の2種類を各15例ずつ学ばせることは最善の選択となるのだろうか？

　ところで、救急救命士が初回挿管に失敗している時点で、実はフローチャート上のinitial attemptは失敗したと考えるべきなのである。つまり、当直医にとってのinitial attemptは、すでに患者にとってはsecondary intubation attemptである。ガイドラインに基づけば、当直者の初回（＝患者の2回目）は、限定はされないものの、第1回目とは異なる代替手段から始めることが言及されている。2回目の挿管で、救命士が失敗したMacintosh型を再び当直医が手に取ることに何か利点はあるのだろうか？　そもそも、挿管困難とは患者要因だけではなく、実施者のスキルにも依存する流動的な概念である。スキルが未熟な者にとってはすべての患者は挿管困難となりえるにもかかわらず、当直医は外来でのlast hopeとしての役割を余儀なくされる。しかも病院内では医師の指示のもとで救命士が挿管やSGA挿入をすることは救命士法でも認められない。当直者より挿管の上手な救命士が目の前にいても交代すらできないのである。これでも当直者にはMacintosh型を第一選択として教えるべきだろうか？

5　Airway management algorithm： AMAに基づいて考える

　日本麻酔科学会でも独自のガイドライン（AMA）が考案され、2014年夏に上梓された。AMAでは、2回目以降の気道確保にあたり、禁忌でなければいかなる気道確保でも可能としている。つまり研修医がMacintosh型を選択するとしても問題とはならない。ただし、万が一挿管に失敗した場合かつ、換気が不十分・不能であればSGAを試みることになる。麻酔中の患者と違い、心肺停止では食道括約筋のトーヌスが緩むため、わずか5 cmH$_2$Oの気道内圧でも胃内への気体流入が起こりうる。つまり、当直者に最良の気道確保と換気を行うため、30例の経験中に両手法の換気を十分学ばせておき、マスクだけでも換気を継続できるようにしておくべきであろう。さて、もしマスクが困難な場合の選択はASA-DAMでもSGA挿入である。ここで、30例の経験を喉頭鏡だけですませてよいのか、というジレンマが発生する。喉頭鏡だけでもMacintosh型とビデオとでどう配分するか悩んでいたわけだが、万が一の挿管不能、換気不能に備える救済手段としてSGAも少ない

経験を振り分けなければならない手技となる。さあ、自分の未来のために当直医にはそもそも気道管理手段の第一選択として喉頭鏡がふさわしいのだろうか？

6 JATEC™ アプローチで考える

　Japan Association of Trauma Evaluation and Care（JATEC™）による外傷初期診療のアプローチは現在国家試験にも出題され、医師の常識から医学生への常識へと変わりつつある。外傷は治産地消を余儀なくされる状況が多い。例えば、日中ならドクターヘリでトラウマバイパスし、最も根本的治療を行うにふさわしい施設に運ぶこともできるが、悪天候時や夜間などは結局地元で対応せざるをえない。外傷患者の多くはバックボードに乗せられ、頸椎カラー装着のうえ、頸部を正中位固定される。この固定下ではMacintosh型喉頭鏡での視野は悪くなり、挿管も困難となることが知られている。一方、ビデオ喉頭鏡は頸部固定中でも視野が良好に得られ、挿管も容易であり、しかも頸椎の動きはMacintosh型よりも小さい機種（AWSなど）が存在する。あなたが外傷ショックから心停止になったとして、やはり救命士が挿管に失敗すれば、同じ状況で運ばれることになる。あなたは運ばれた救急外来でMacintosh型での挿管を望むだろうか？ 蘇生のためには頸椎保護も望まないだろうか？ カラーを外し、頸椎の動きに伴う頸損を受け入れてでも、Macintosh型を当直医に覚えてほしいであろうか？ それとも、カラー装着していても頸椎運動の少ないビデオ喉頭鏡での挿管を試みてほしいだろうか？ 言うまでもないが、JATEC™では現場にいる最も熟練した者となるこの当直医（院内なので救命士は2度目のトライすら認められない）が2度挿管に失敗し、気道緊急の事態であれば輪状甲状靱帯穿刺・切開を行うべきとされている。研修医がもしも救急研修3ヶ月で仮にそのスキルをもっていたとして、ビデオ喉頭鏡を1度も試さずに、Macintosh型で2度失敗した結果、喉を切開してほしいと考えるであろうか？ それとも、気管支ファイバー挿管をこそ30例練習させるべきなのだろうか？

7 病棟急変で考える

　あなたが入院患者で急変した場合ならどうか？ 絶飲食、筋弛緩、麻酔下

に行われる麻酔中の気道管理に比べ、救急外来、一般病棟、集中治療室などで行う気管挿管は、挿管困難の頻度が2～4倍と高く、死亡率も合併症も多いことが数多くの文献で示されている。簡単な麻酔中の気道管理でさえ57例で打率9割、挿管困難頻度5.8%のMacintosh型喉頭鏡の成功確率は、病棟急変の際にはさらに下がることは容易に予想される。一方、ビデオ喉頭鏡（AWS）の手術室のデータで、多施設共同研究において麻酔科医でも挿管困難と考えた事例を集めた結果、極めて良好な視野のもと、99.3%の成功確率で挿管できたことが示されている。単純計算すると、ビデオ喉頭鏡がもしも困難な5.8%の事例の99.3%を解決するとすれば、残る挿管困難頻度は5.8×（1－0.993）≒0.04%となり、困難リスクは激減する。同様の比率で、救急・ICU・一般病棟でも挿管困難遭遇リスクは減ることが期待されよう。またビデオ喉頭鏡によっては頭側へのアクセスが制限されていても挿管が行える器具もある。それでもMacintosh型を自分の急変対応に使ってほしい第一選択の器具と考えるだろうか？

8 Macintosh型の現在の評価は？

蘇生ガイドライン2010で、気管挿管は蘇生における重要度が下がり、従来のように必須とはされなくなった。記述では「従来、気管挿管は最も適切な気道確保の方法とされた。しかし、食道挿管などリスクが高い処置であり、確実かつ迅速に実施するには日常の教育と訓練が欠かせない」としている。さらには、「胸骨圧迫中断時間が長引くと気管挿管は有害となるので、気管挿管を行う場合も胸骨圧迫の中断時間は可能なかぎり短くするべきである」とある。これはつまり、滅多に挿管機会もなく、胸骨圧迫を中断しなくては挿管できないような実施者（＝当直者）は行うべきではないことを暗に示している。その理由は、これまでの挿管エビデンスがほとんどMacintosh型に基づくデータで構築されてきたのだが、結果として、Macintosh型による挿管は70年を経てついにガイドラインからもダメ出しを受けたということなのである。一方ビデオ喉頭鏡は胸骨圧迫を行っていても問題なく迅速な挿管が行えるデータが多数出ている。心静止や電気収縮解離の心停止では、除細動も無効であり原因検索と根本治療が必要で、マスク換気に人手がとられるくらいなら挿管して機械換気したほうが手すきのスタッフが1人増える。ビデオ喉頭鏡を使い、高い成功率で蘇生行為に悪影響を与えないデータ

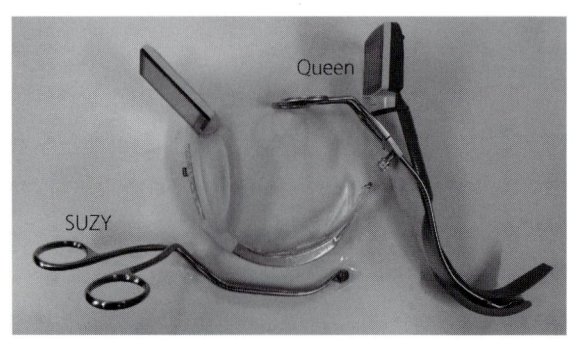

図2　ビデオ喉頭鏡に適合する異物鉗子
第2世代用のSUZYはブレード湾曲にそった形状．第3世代用のQueenはガイド溝を介して操作できるよう独特のデザインを有する．

が蓄積することで，気管挿管の意義は変わりうるのだが，やはり70年間守り続けたMacintosh型挿管の"伝統"は今後も大切にし，すべての基本と称した教育を続けるべきだろうか？

9 Macintosh型にしかできないことはあるのか？

　喉頭鏡には3つの役割がある．喉頭の観察，挿管の補助，そして異物除去の補助である．従来のビデオ喉頭鏡は，視野は良く，挿管の補助までは行えたが，直線型をしたマギル鉗子が適合しないために，異物除去を行うことはできなかった．これがMacintosh型を手放せない最大の理由であった．しかし，現在，ビデオ喉頭鏡の独特のブレード形状に適合する専用の異物除去鉗子がすでに利用可能となり，ビデオ喉頭鏡で上記3つの役割すべてを代替することが可能となっている（図2）．Macintosh型でしか成し得ないことは，もはや何もない時代が来ている．

10 麻酔科医は教え子の将来の活動現場を見据えているか？

　気道管理教育で最も影響力が大きいのは豊富な管理経験数を有する麻酔科医である．しかし，麻酔科医は全身状態の安定した手術患者を相手にするこ

とが多いためか、研修医が将来必要とする急変対応での気道管理とは異なる、麻酔業務のみで通用する指導を行っている者も多い印象がある。「まずMacintosh型でtryしてみて、難しければビデオ喉頭鏡で…」というアプローチはその典型である。救急現場では2度試みることで数分のロスが生じ、患者の命がその間にも刻々と削られていく。著者はドクターヘリの標準的な許容時間とされる現場活動20分以内の制限下において、「Macintosh型を試してみて難しいかどうか考える」といった愚行は一切行わない。1度の失敗が患者の命を奪うことがある以上、挿管成功確率が0.1%でも高い器具を選び、慣れ親しみ、初回からbestな器具で実施する。それでも無理な気道緊急では喉を切る覚悟で臨むからである。救急と麻酔の違いはおそらくここにある。背水の陣を引いた救急対応では、"try"という選択はない。存在するのは"do"だけである。救急外来でも同じである。スタイレットを抜く介助者を必要とするMacintosh型と異なり、ガイド溝付のビデオ喉頭鏡は1人で挿管を完了させることができ、そのためのスタッフを他の蘇生行為に供給し、少ない人員を有効活用した蘇生が実践できる。研修医は二度と手術室には戻ってこない。彼らの将来の現場は、すべて急変対応の現場なのだが、ガイドラインも見放したMacintosh型だけで戦えるとお考えだろうか？

11 麻酔中、患者死亡リスクが最も高い瞬間に何を選ぶか？

　最後に、日々豊富な気道管理経験を有する麻酔科医自身は何を使うべきか考えよう。麻酔中の死亡事故の70%は導入時に起こっている。そして、麻酔中の死亡事故の第1位は気道管理に関するトラブルである。つまり、<u>麻酔中で死亡事故を引き起こす最悪の瞬間は、導入後、筋弛緩薬を使い喉頭鏡を手に取っている時間といえる</u>。死亡事故を1例でも減らすために、チーム医療と情報共有が役立つのではないだろうか。世は内視鏡手術全盛期であり、現在内視鏡や顕微鏡などの光学技術を利用した手術を行わない科はほとんどない。その理由は、術者の見ている情報を、周囲のスタッフがリアルタイムに共有できるからである。ある調査によれば、人間の情報処理能力において、視覚的情報は300万bit/secであるのに対し、聴覚による情報は3万bit/secと情報の含有量として1/100しかないことが示されている。言

語によるコミュニケーションは言葉を発して受け取り側が内容を理解するのに時間を要し、かつ情報の過不足が生じ、誤解をまねくリスクも高まる。視覚的情報のリアルタイム共有がいかに重要か理解できるだろう。例えば脳神経外科のクリッピング術で、麻酔科医は術野モニター画面を見つめ、最も注意をはらうべき瞬間を把握する。このような「術野を見る」行為は、管理に重要なため、視覚的に確認したいという欲求から生まれてくる。では、気道管理において、Macintosh型を使うことはどんな意味があるのだろうか？麻酔管理中の死亡事故原因でNo 1となる導入時、かつ、気道確保の時間こそ、視覚的情報をチームで共有すべき"最重要の瞬間"ではないのか？ <u>そこで視覚的な情報を実施者が独占し、喉頭展開が悪いことや困っている問題点を言語という聴覚情報で間接的にしか伝えられない器具は、チーム医療で患者の診療を行うという今の時代に適しているのだろうか？</u> この偉大な喉頭鏡を開発したSir Robert Macintoshならば、70年前には考えもしなかった今のこの世界を見て、きっとこういうに違いない。「Old laryngoscope never die, but fade away」と。

まとめ

1. すべての基本となる喉頭鏡など、過去にも、現在も、未来にも、世の中に存在していない。それは、単にあなたの思い込みである。
2. 本稿を読んで、あなたが、30例しか経験を積めない"当直医"に第一選択で教えるべきと考える喉頭鏡を、あなた自身が日々、第一選択として使用するべきである。
3. その器具は、当然、時代の流れとともに変わりえるものである。

【文 献】

1) 入田和男, 川島康男, 巖 康秀ほか.「麻酔関連偶発症例調査2002」および「麻酔関連偶発症例調査1999-2002」について：総論―(社)日本麻酔科学会安全委員会偶発症例調査専門部会報告―. 麻酔 2004；53：320-35.
2) Peterson GN, Domino KB, Caplan RA, et al. Management of the difficult airway：a closed claims analysis. Anesthesiology 2005；103：33-9.
3) Cook TM, Woodall N, Frerk C. Major complications of airwaymanagement in the UK：results of the Fourth National Audit Project of the Royal College of Anaesthetists and the Difficult Airway Society. part 1：anaesthesia. Br J Anaesth. 2011；106：617-31.
4) Apfelbaum JL, Hagberg CA, Caplan RA, et al. Practice guidelines for management of the difficult airway：an updated report by the American Society of anesthesiologists task force on management of the difficult airway. Anesthesiology 2013；118：251-70.

4 全身麻酔時になぜ声門上器具を使用するのか？

上嶋　浩順

はじめに

1980年代に英国の麻酔科医ブレイン医師が発明した声門上器具（supraglottic device：SGD）であるラリンジアルマスク（laryngeal mask：LMA）[1]は、大きな進化をとげ、全身麻酔中の使用はもちろん心肺蘇生中や気道確保困難な症例での使用などさまざまな状況に使用できるようになった。ただしわれわれ麻酔科医はこの便利なSGDを有効に使っているだろうか？　有能な筋弛緩拮抗薬であるスガマデクスが発売し使用されるようになった現在、挿管しないと落ち着かない、全例挿管でよいのではと感じている麻酔科医も多いのではないだろうか。

今回、全身麻酔時にSGDを使用するメリット、デメリットを述べ、全身麻酔時におけるSGDの有効性について解説する。

1 全身麻酔時にSGDを使用するメリット・デメリット

ブレイン医師は、「気管挿管は上気道閉塞を防ぎうるが、チューブという異物を気管に挿入するために理想的とはいえず、また挿管による気道反射を防ぐために筋弛緩薬や高濃度麻酔薬の投与も必要となる。もし換気用チューブが声門に直接向かい合う構造であれば、上気道閉塞を起こさせることなく、また気管に異物を挿入することなく換気が可能である」と、LMAを開発しようと思った理由を述べている[2]。

このコメントから、SGDの特徴（メリット・デメリット）がよく分かる。

1）メリット

喉頭鏡が必要なく挿入できるため、歯牙損傷のリスクは小さい。気管挿管

と比較しても筋弛緩薬や高濃度麻酔薬の投与も必要なく、循環や気道に対する刺激性が比較的小さい[3〜5]。喉頭・気管内に挿入されないために気道粘膜の損傷はほぼ起こらないし、術後咽頭痛などの術後の気道合併症が少ない。気管挿管と比較しても、気管への血液流入はほとんど認めない[6]。そのため扁桃摘出術をSGDで行う施設もある[6]。腹臥位をはじめさまざまな体位でのSGDの安全使用も報告されている[7]。

SGDを使用する手術に関しても、体表面の手術や四肢の整形の手術[8〜10]のような誤嚥の危険性が低く麻酔時間が比較的短い手術はもちろん、腹腔鏡手術や肺切除術、気管切開などのSGDが躊躇されそうな手術に対しても安全に使用している報告もある[11〜13]。

今までは「全身麻酔時でのSGD使用の有用性」について言及してきたが、difficult airwayにおけるSGDは、各国のdifficult airwayのガイドライン[14〜16]にも示されているとおり重要性が高い。また、心肺蘇生中での気道確保法としてのSGDの使用などSGDの有用は高い。さらに、気管挿管補助器具としてSGDをガイドにして気管挿管を行うことができる[8]。

以上のようにSGDは「第3の気道確保法」として有能な器具であり、今後さらなる使用拡大の可能性を秘めている。

2）デメリット

術中、気管挿管と比較してSGDのズレによる換気不全に陥る可能性が多い。声門および下気道の閉塞を解除できない。陽圧換気時に気道内圧が高いと換気ガスがもれる。また、一般的にはSGDは誤嚥を予防できないといわれている。SGDの過度に膨らませたマスクによる咽頭組織や周囲組織の圧迫により、周辺組織や神経の虚血が起こり[17]、組織の虚血や舌神経麻痺や舌下神経麻痺を合併することがある[3]。麻酔導入や維持中に不十分な麻酔深度の場合、喉頭痙攣が起こり換気できない可能性がある。

また筋弛緩薬への完全拮抗薬スガマデクスの販売開始で、筋弛緩薬を避けたい症例でSGDを選択する必然性がなくなった。

そして何よりのデメリットは、英国での「全身麻酔中に起こった合併症の大規模調査（NAP4）」で、致死的な誤嚥が起こった患者23人の約半数である11人がSGD使用患者と報告したことであり[18]、これは無視できない数値である。

29) 岡本浩嗣. 気道確保困難症例におけるラリンジアルマスクの使用. 岡本浩嗣, 村島浩二編. 確実にできるラリンジアルマスク. 東京：羊土社；2009. p.91-4.
30) 上嶋浩順, 浅井　隆. i-gel：緊急気道確保器具としての役割. 麻酔 2014；63：472-74.
31) Keller C, Brimacombe J, Bittersohl J, et al. A Aspiration and the laryngeal mask airway：three cases and a review of the literature. Br J Anaesth 2004；93：579-82.
32) Sidars G, Hunter JM. It is safe to artificially ventilate a paralysed patient through the laryngeal mask? The injury is still out. Br J Anaesth 2001；86：749-53.
33) 浅井　隆. 安本和正監. これでわかった！ラリンジアルマスク. 東京：克誠堂出版；2009.
34) Asai T, Howell TK, Koga K, et al. Appropriate size and inflation of the laryngeal mask airway. Br J Anaesth 1998；80：470-4.
35) Asai T, Murao K, Yukawa H, et al. Re-evalution of appropriate size of the laryngeal mask airway. Br J Anaesth 1999；83：478-9.
36) Mertes PM, Tajima K, Regnier-Kimmoun MA, et al. Perioperative anaphylaxis. Med Clin North Am 2010；94：761-89.
37) 松岡伸悦, 井上　光, 岡崎加代子ほか. スガマデクスによるアナフィラキシーショックが疑われた 1 症例. 臨床麻酔 2012；36：95-6.
38) 上嶋浩順. 声門上器具の選択と使い方. 森本康裕編. 麻酔科医のための知っておきたいワザ 22. 東京：克誠堂出版；2014. p.191-201.
39) Choi GJ, Kang H, Baek CW, et al. A systematic review and meta-analysis of the i-gel® vs laryngeal mask airway in children. Anaesthesia 2014；28 doi：10.1111/anae. 12746.
40) Kini G, Devanna GM, Mukkapati KR, et al. Comparison of i-gel with proseal LMA in adult patients undergoing elective surgical procedures under general anesthesia without paralysis：a prospective randomized study. J Anaesthesiol Clin Pharmacol 2014；30：183-7.
41) Kim MS, Oh JT, Min JY, et al. A randomized comparison of the i-gel™ and the Laryngeal Mask Airway Classic™ in infants. Anaesthesia 2014；69：362-7.
42) Brimacombe J, Shorney N. The laryngeal mask airway and prolonged balanced regional anaesthesia. Can J Anaesth 1993；40：360-4.
43) Keller C, Brimacombe J, Lirk P, et al. Failed obstetric tracheal intubation and postoperative respiratory support with the Proseal™ laryngeal mask airway. Anesth Analg 2004；98：1467-70.
44) Bucx MJL, Grolman W, Kruisinga FH, et al. The prolonged use of the laryngeal mask airway in a neonate with airway obstruction and Treacher Collins syndrome. Paediatr Anaesth 2003；13：530-3.
45) Twingg S, Brown JM, Williams R. Swelling and cyanosis of the tongue associated with the use of a laryngeal mask airway. Anaesth Intensive Care 2000；28：449-50.
46) Kawauchi Y, Nakazawa K, Ishibashi S, et al. Unilateral recurrent laryngeal nerve neuropraxia following placement of a ProSeal™ laryngeal mask airway in a patient with CREST syndorome. Acta Anaesthesiol Scand 2005；49：576-8.
47) Stewart A, Lindsay WA. Bilateral hypoglossal nerve injury following the use of the laryngeal mask airway. Anaesthesia 2002；57：264-5.
48) Ahmad NS, Yentis SM. Laryngeal mask airway and lingual nerve injury. Anaesthesia 1996；53：707-8.

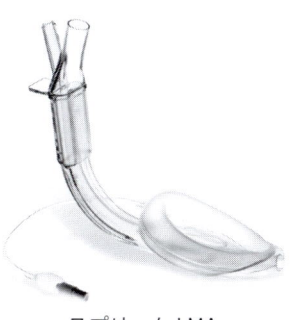

スプリーム LMA
(画像提供：泉工医科工業株式会社)

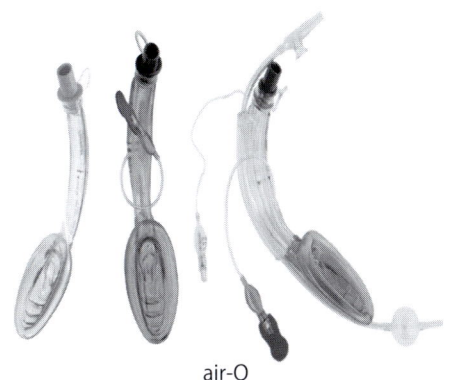

air-Q
(画像提供：株式会社インターメドジャパン)

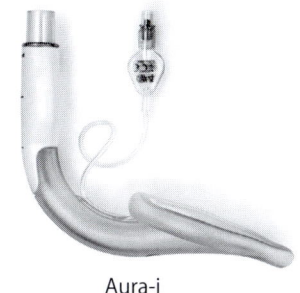

Aura-i
(画像提供：株式会社東機貿)

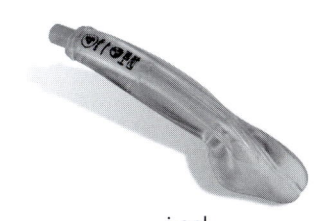

i-gel
(画像提供：エム・シー・メディカル株式会社)

図1　各メーカーの最新のSGD

2 全身麻酔下でなぜSGDを使用するのか？

1）SGDの進化

　このようなデメリットの報告のあるSGDをわれわれはなぜ使用する必要があるのだろうか？　その理由の一つはSGDの進化である。
　LMAはクラシックLMAから始まり、そこから進化してスプリームLMAやair-Q、カフ構造がないi-gel（COLUMN ①）まで多くのSGDが発売された（図1）。主なSGDは表1のように分類できる。SGDが進化した部分は主に「SGDをガイド下にして気管挿管できる」「胃管が挿入できる」の2点である。
　前述のとおり、全身麻酔中の大きな問題点としては全身麻酔中に合併する誤嚥である。全身麻酔中に起こる誤嚥は0.01〜0.02％と報告されてい

表1 SGD分類

気管挿管できる	第1世代		第2世代	
	リユース	シングルユース	リユース	シングルユース
はい	クラシック	Aura-i air-Q		i-gel
いいえ		AuraOnce	プロシール	スプリーム

(上嶋浩順. 声門上器具の選択と使い方. 森本康裕編. 麻酔科医のための知っておきたいワザ22. 東京：克誠堂出版；2014. p.191-201 より引用)

表2 誤嚥の危険性の高い要因

患者背景	フルストマック 胃排泄停滞状態
手術要因	上部消化管手術 腹腔鏡下手術
麻酔要因	不十分な麻酔（導入から抜管まで） 長時間の麻酔 気道内圧が高い陽圧換気 不適切な器具（不適切に挿入された声門上器具）

(上嶋浩順. 声門上器具の選択と使い方. 森本康裕編. 麻酔科医のための知っておきたいワザ22. 東京：克誠堂出版；2014. p.191-201 より引用)

る[19,20]。NAP4の調査によると誤嚥が起こった患者の多くは、緊急手術や肥満など誤嚥が起こりやすい症例であり、予定の全身麻酔症例での誤嚥の発症は皆無に近い。そのため表2のような誤嚥の危険性が高い症例を除けば、なんら問題なく使用できると思ってよい。ただしNAP4の報告以降後、「第2世代のSGD」つまり胃管が挿入できるSGDが推奨されているため、胃管アクセスがあるSGDを使用する。

　誤嚥の危険性が高い症例は、必ずしも誤嚥が起こっているのかということにはならない。

　例えば、腹腔鏡下手術においてクラシックLMAの発売当初は「15のルール」[3]に則って使用されることが推奨されていた。つまり腹腔鏡下手術にSGDを使用する場合、「15°以内の頭低位、15 cmH$_2$O以内の気腹圧、手術時間は15分以内」を守ることが推奨されていた。ほぼ腹腔鏡下手術での使用は不可能であった。ただし、胃管が挿入できるSGDが発売されて以降

は、長時間の腹腔鏡下手術でも麻酔管理ができるようになった[21～23]。ただし、Maltbyらの調査[23]では、腹腔鏡下手術のSGD使用症例でBMIが30以上の肥満患者のうち25%の患者がうまく換気できずに気管挿管したと報告されている。誤嚥の危険性が高い要素が2つ以上重なるときは、「挿入後の十分なシール圧の確認」「胃管アクセスが十分に機能している」ことを定期的に確認する。場合によってはSGDの使用にこだわらないことも重要である。

2）換気困難・挿管困難におけるSGDの役割

全身麻酔中の換気困難や挿管困難は、高度低酸素血症を引き起こし心停止をはじめ偶発症の原因になる。換気困難・挿管困難（CVCI）の発生頻度は0.02%以下と報告されている[24]。ただし、CVCIに陥らなくても、換気困難もしくは挿管困難どちらかに陥る場合がある。換気困難の発生頻度は1.5～8%と報告[25,26]されており、挿管困難の発生頻度は約5%と報告[27,28]されている。決して見逃すことのできない発生頻度である。

また、各国のdifficult airwayのガイドライン[14～16]においても最初のマスク換気困難時や気管挿管時でのSGDの挿入は強く推奨されている。実際、気道確保困難症例でSGDが挿入できなかった率は1～2%[29]といわれており、気道確保困難症例に有効であると考える。

SGDにはいくつかの種類があるが、全身麻酔中の換気困難や挿管困難ということで、SGD挿入後、気管挿管ができるSGDを選択したほうがよい。つまりAura-iやi-gel、air-Qを選択して使用することを勧める。万が一SGD挿入後にうまく換気ができず、すぐに次の対策を取る必要がある可能性も考慮すると、カフを膨らませる手間が省けるi-gelはよい選択である[30]。

3 SGDを使用しないほうがよい場合

1）SGDは本当に簡便かつ安全に使用できる器具なのか？

一般的にSGDの挿入成功率自体は90%以上と報告されている[29]。

SGDの挿入成功率がいくら高くても、あくまでも全身麻酔が終了するまで安全に使用できなければいけない。

まずNAP4の誤嚥の報告[18]は、無視できない。SGDは2003年までに約1億5千万人の人に使用され、3万人に誤嚥性肺炎を起こしたといわれてい

表3 SGDの適応手術

積極的に使用できる	使用しても問題ない	使用に問題がある
体表面の手術 小児の小手術 四肢の整形手術 小規模の婦人科手術	乳房切除 鎖骨手術 眼科の手術 覚醒下開頭術	腹腔鏡手術 腹臥位手術 長時間手術 （6時間以上）

る[31]。また英国では毎年20人弱の人がSGDの使用後、誤嚥で死亡しているといわれている[32]。ただ、この調査は、誤嚥の危険性の高い症例でのSGD使用症例も含まれている。きっちり絶飲食時間を守られている予定の全身麻酔下において当てはまらないかもしれないが、インパクトのある数字ではないであろうか。

　肺のコンプライアンスが低い症例や胸腔内手術など調節換気により気道内圧が高くなる場合には、SGD周囲から吸気ガスが漏れる可能性がある。一般的にクラシックLMAは17〜20 cmH$_2$O、プロシールLMAは25〜30 cmH$_2$Oを超えるとガス漏れが生じる。実際の臨床現場で腹腔鏡の手術にクラシックLMAは使用しづらい[33]。

　また、SGDは声門よりも近位にある器具のため、上気道閉塞に対しては有効な器具であるが、喉頭痙攣や縦隔腫瘍などの気管の圧排により声門より遠位にある閉塞は予防できない。口蓋部腫瘍など挿入経路に傷害物があれば挿入が不可能になったり、無理やりSGDを挿入することにより障害物を損傷し口腔内出血を起こす危険性がある。

4 SGDの使用の問題点

　実際、使用するにあたりいくつかの問題点に遭遇する。
　適応（表3）でいえば、腹腔鏡手術や腹臥位、長時間手術（6時間以上）（COLUMN ②）などでのSGDの使用に明らかな答えはない。
　SGDのサイズ選択にも若干の問題がある。いくつかの報告で、製造元推奨の「体重」を目安にして選択するのではなく、「性別」と「身長」によって選択する方法が良好に換気できていると報告[34,35]されている。つまり成人男子はサイズ5、成人女子はサイズ4が適正サイズであり、男性の身長が165 cm以下、女性の身長が160 cm以下になると1つ小さいサイズに変更

することを推奨している。ただし、日本人は小柄なので、身長にかかわらず1つ小さいサイズに下げたほうが良好に換気できると著者は確信している。適正なサイズの選択方法の明確な答えはない。

　SGDを挿入するにあたって、筋弛緩薬は使用するべきなのか？　自発呼吸は残す必要はあるのか？　も議論のある点である。

　筋弛緩薬を投与せずに使用する場合、胃内に麻酔ガスが押し込まれる危険性が低いことや、呼吸変動により麻酔深度を調節しやすいこと、手術終了後自発呼吸の回復を待つ必要がないことなどメリットは多いが、麻酔薬による呼吸抑制からの換気量の低下や血中二酸化炭素上昇、酸素の低下、フェンタニルなどの投与量の制限、長期間の管理により呼吸筋疲労などのデメリットもある。では筋弛緩薬の拮抗薬であるスガマデクスが発売された現在、筋弛緩薬を使用して陽圧換気すれば安全に管理できるのか。適正な位置に挿入されていないと胃内に麻酔ガスが押し込まれてしまうこと、筋弛緩薬使用によるアナフィラキシーショックなどの合併症[36]や手術終了後のスガマデクス使用によるアナフィラキシーショックも報告[37]されており、どちらが良好な管理になるのかは答えがない。SGDを使用して術中を自発呼吸や陽圧換気で維持された気道合併症発生率は同程度であると報告されている[3]。

まとめ

　どの機器もメリット・デメリットがある。SGDも同様である。「気道確保のプロ」であるわれわれ麻酔科医はSGDを使いこなす必要がある[38]。

　SGDの挿入に積極的ではない症例には使用する必要はないが、使用できる症例には積極的に使用して、CVCIなどSGDの挿入が絶対必要なときに、容易に挿入できるように備えていく必要があるというのが、われわれ麻酔科医が全身麻酔時にSGDを使用する理由の一つである。

COLUMN ① i-gelはLMAより優れているか？

　数年前に発売されたi-gelは、「カフ構造がない」「胃管アクセスがある」「ガイド下にて気管挿管ができる」できるSGDとして、現在考えうる最強のSGDである。

　いくつかの報告[39,40]において、挿入率や挿入時間、胃管の挿入、挿入時の合併症率などLMAと同等の効果があるが、LMAよりi-gelのほうがリーク

圧が高く、挿入後声門が見えやすい。ただし、SGDガイド下により気管挿管の挿入時間はi-gelよりファーストラックLMAのほうが早い[41]。

今後さらなる研究が必要であるが、現状ではi-gelはLMAより優れているといえる。

COLUMN ② SGDでどこまで全身麻酔管理できるのか？

クラシックLMAが日本で使用されはじめた当時は、胃内容の増加や誤嚥、気道分泌物量の増加という観点から2時間程度の症例に限定されていた[8]。

現在では多くのSGDで胃管留置が可能になったため、胃内容物の逆流や誤嚥のリスクが軽減できるようになった。

長期間SGDで管理した報告では6時間のものから、新生児であるが4日間まで管理した報告がある[42〜44]。

また長期間SGDにおける管理に伴うもう一つの問題は、カフ内圧による粘膜の物理的圧迫である。長期間の圧迫に伴う粘膜損傷[45]や、反回神経麻痺[46]、舌下神経麻痺[47]、舌神経麻痺[48]などの末梢神経傷害が報告されている。術中カフ内圧の管理をしっかり行うことが必要である。

以上より、①手術日に上気道炎症状がないこと、②胃管が装備されているSGDを使用すること、③カフ圧計でカフ圧を管理できることを条件として6〜8時間程度までの麻酔管理を行うことができる。Aura-iやi-gel、Supreme LMAに関しては開発者が8時間までは製品的に問題なく使用できるといわれていたことと一致している。

【文献】

1) Brain AL. The laryngeal mask—a new concept in airway management. Br J Anaesth 1983；55：801-5.
2) Brain AI. The development of the laryngeal mask—a brief history of the invention, early clinical studies and experimental work from which the laryngeal mask evolved. Eur J Anaesthesiol 1991；(Suppl) 4：5-17.
3) Brimacombe JR, Brain AIJ, Berry AM. The laryngeal mask airway：a review and practical guide. London：WB. Saunders；1997.
4) Barclay K, Wall T, Wareham K, et al. Intra-ocular pressure changes in patients with glaucoma：comparison between the laryngeal mask airway and tracheal tube. Anaesthesia 1994；49：159-62.
5) Koga K, Asai T, Vaugham RS, et al. Respiratory complication associated with tracheal extubation. Timing of tracheal extubation and use of the laryngeal mask during emergence from anaesthesia. Anaesthesia 1998；53：540-4.

6) Williams PJ. Baily PM. Comparison of the reinforce laryngeal mask airway and tracheal intubation for adenotonsillectomy. Br J Anaesth 1993；70：30-3.
7) Brimacombe JR, Wenzel V, Keller C. The proseal laryngeal mask airway in prone patients：a retrospective audit of 245 patients. Anaesth Intensive Care. 2007；35：222-5.
8) Asai T, Morris S. The laryngeal mask airway：its features, effect and role. Can J Anaesth 1994；41：930-60.
9) Joshi GP, Inagaki Y, White PF, et al. Use of the laryngeal mask airways as an alternative to the tracheal tube during ambulatory anesthesia. Anesth Analg 1997；85：573-7.
10) Cork RC, Depa RM, Standen JR. Prospective comparison of use of the laryngeal mask and endotracheal tube for ambulatory surgery. Anesth Analg 1994；79：719-27.
11) Maltby JR, Beriault MT, Watson NC, et al. LMA-Classic^{TM} is an effective alternative to tracheal intubation for laparoscopic cholecystectomy. Can J Anaesth 2002；49：857-62.
12) Ozaki M, Murashima K, Fukutome T. One-lung ventilation using the Proseal^{TM} laryngeal mask airway. Anaesthesia 2002；59：726.
13) Dosemeci L, Yilmaz M, Gürpinar F, et al. The use of the laryngeal mask airway as an alternative to the endotracheal tube during percutaneous dilatational tracheostomy. Intensive Care Med 2002；28：63-7.
14) Practice guidelines for management for the difficult airway：an update report by the American Society of Anesthesiologists task force on management of the difficult airway. Anesthesiology 2013；118：251-70.
15) Crosby ET, Cooper RM, Douglas MJ, et al. The unanticipated difficult airway with recommendations for management. Can J Anaeth 1998；45：757-76.
16) Henderson JJ, Popat MT, Latto IP, et al. Difficult airway society guidelines for management of the unanticipated difficult intubation. Anaestheisa 2004；59：675-94.
17) Asai T, Brimacombe J. Cuff volume and size selection with the laryngeal mask (Review). Anaesthesia 2000；55：1179-84.
18) Cook TM, Woodall N, Frerk C, et al. Major complication of airway management in the UK：result of the Fourth National Audit Project of the Royal College of Anaesthetists and the Difficult Airway Society. part I：anaesthesia. Br J Anaesth 2011；106：617-31.
19) Brimacombe JR, Berry A. The incidence of aspiration associated with the laryngeal mask airway：a meta-analysis of published literature. J Clin Anesth 1995；7：297-305.
20) Bernardini A, Natalini G. Risk of pulmonary aspiration with laryngeal mask airway and tracheal tube：analysis on 65 712 procedures with positive pressure ventilation. Anaesthesia 2009；64：1289-94.
21) Lu PP, Brimmcombe J, Yang C, et al. ProSeal^{TM} versus the Classic^{TM} laryngeal mask airway for positive pressure ventilation during laparoscopic cholecystectomy. Br J Anaesth 2002；88：824-7.
22) Maltby JR, Beriault MT, Watson NC, et al. LMA^{TM}-Classic and LMA^{TM}-Proseal are effective alternative to endotracheal intubation for gynecologic laparoscopy. Can J Anaesth 2003；50：71-7.
23) Maltby JR, Beriault MT, Watson NC, et al. The LMA-Proseal^{TM} is an effective alternative to tracheal intubation for laparoscopic cholecystectomy. Can J Anaesth 2002；49：857-62.
24) Benumof JL. Management of the difficultadult airway. With special emphasis on awake tracheal intubation. Anesthesilogy. 1991；75：1087-110.
25) Kheterpal S, Han R, Tremper KK, et al. Incidence and predictors of difficult and impossible mask ventilation. Anesthesiology 2006；105：885-91.
26) Yildiz TS, Solak M, Toker K. The incidence and risk factor of difficult mask ventilation. J Anesth 2005；19：7-11.
27) Lundstrøm LH, Møller AM, Rosenstock C, et al. High body mass index is a weak predictor for difficult and failed tracheal intubation：a cohort study of 91, 332 consecutive patients scheduled for direct laryngoscopy registered in the danish anesthesia database. Anesthesiology 2009；110：266-74.
28) Yildiz TS, Korkmaz F, Solak M, et al. Prediction of difficult tracheal intubation in Turkish patients：a multi-center methodological study. Eur J Anaesthesiol 2007；24：1034-40.

5 中心静脈穿刺はなぜ超音波ガイド下に行わないといけないのか？

下出 典子

はじめに

　中心静脈穿刺は、中心静脈にカテーテルを挿入し輸液管理、栄養管理、循環作動薬投与、モニタリングするために施行される手技である。肺動脈カテーテルを挿入すれば心機能のモニタリング、ブラッドアクセスは急性血液浄化、経静脈ペーシングカテーテルを挿入すれば体外ペーシングも可能である。そして、現在では多くの施設が超音波ガイド下で中心静脈穿刺を行うようになってきた。どうして中心静脈穿刺は、超音波ガイド下に行わないといけないのだろうか？

1 中心静脈穿刺を超音波ガイド下に行うメリット・デメリット

1) メリット

　メリットとされる報告をまとめると下記の項目となる。
　①穿刺に伴う合併症発生率の低下
　②初回成功率上昇
　③カテーテル挿入失敗率の低下
　④施行時間の短縮

　右内頸静脈と右総頸動脈の位置関係は、図1-a のように総頸動脈の右外側浅部に右内頸静脈が位置することがほとんどだが、図1-c ように完全に重なって、もしくは図1-b のように完全に離れてしまっている場合もある[1~3]。超音波を用いて動脈との位置関係の確認、皮膚からの深さ、太さ、そして血管の走行を確認することで、合併症の発生率低下や成功率を上げることが可能である。

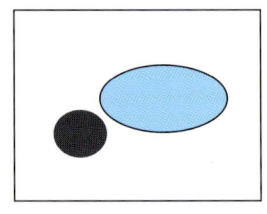

(a) 一部重なっている　85〜92%
(b) 完全に離れている　5.8〜8.3%
(c) 完全に重なっている　2〜5%

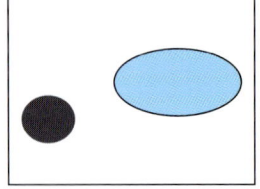

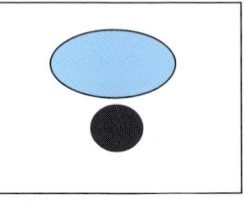

図1　右内頸静脈と右総頸動脈の位置関係
右内頸静脈（　　），右総頸動脈（　　）

表1　中心静脈穿刺合併症リスク因子

患者状態	① 肥満・るいそう ② 小児 ③ ショック・心停止 ④ 脱水 ⑤ 呼吸不全・人工呼吸中 ⑥ 出血傾向 ⑦ ラリンジアルマスク挿入時
既往歴	① 以前のカテーテル挿入 ② 下大静脈フィルター ③ 放射線照射 ④ 手術 ⑤ 肝機能異常

　解剖学的特性のみならず、患者状態による穿刺困難・合併症発生に関するリスクが挙げられる。表1の患者の場合には、超音波ガイド下で穿刺することにより初回成功率を上昇させることや、カテーテル挿入失敗率を引き下げることが示唆されている。

　合併症発生の報告を確認してみよう。表2に示すように、部位によって発生率は異なるが、高頻度で発生することが分かる[4]。

　中心静脈カテーテルに伴う合併症について、米国麻酔学会が結審後のデータを調べた報告では、全ケースのうち1.7%（110ケース）が該当した。その中で裁判となったケースは心タンポナーデや血胸など重症度が高く、そのうち半数は死亡していた[5]。

　超音波ガイド下での穿刺で、合併症をどれくらい低下させることが可能なのだろうか？　超音波ガイド下穿刺により、動脈誤穿刺の発生率を75%、血

表2　中心静脈カテーテルによる合併症

合併症	頻度（%） 内頸静脈	鎖骨下静脈	大腿静脈
動脈穿刺	6.3〜9.4	3.1〜4.9	9.0〜15.0
血腫	<0.1〜2.2	1.2〜2.1	3.8〜4.4
血胸	該当せず	0.4〜0.6	該当せず
気胸	<0.1〜2.2	1.5〜3.1	該当せず
全体	6.3〜11.8	6.2〜10.7	12.8〜19.4

腫70%、血胸90%、気胸79%低下させることが可能であったという無作為化比較試験の報告がある[6]。血管別では、内頸静脈ではカテーテル挿入失敗を86%回避、合併症発生率を57%低下、初回失敗率を41%低下、そして、カテーテル挿入までの時間は、69秒短かったと報告している[7]。これらの報告から中心静脈穿刺においては、超音波ガイド下に施行することが望ましいとする報告が相次いだ[6〜8]。一つずつ見ていこう。

a. 2002年 NICE study における超音波ガイドのススメ
①内頸静脈を穿刺する場合は、成人、小児とも超音波ガイド下で施行することが推奨される。
②緊急の場合においても中心静脈穿刺する際には、超音波ガイドの使用を考慮すべきである。

b. 2012年 Anesthesia & Analgesia における超音波ガイドのススメ
①内頸静脈穿刺は超音波ガイドが望ましい。
②鎖骨下静脈穿刺する場合には、ハイリスク患者において血管走行や血栓の存在を確認するためにプレスキャンすることが推奨されている。
③大腿静脈穿刺は、血管走行が異常の場合（静脈と動脈が重なっている、血流の確認）に有用と考える。
④小児患者の場合は、内頸・大腿静脈穿刺は超音波ガイド下が望ましい。

c. 米国麻酔学会タスクフォースによる超音波ガイドのススメ
①内頸静脈穿刺の場合は、血管の走行や解剖を確認するのにプレスキャンすべきである。鎖骨下静脈・大腿静脈に関しては意見が一致していない。
②内頸・大腿静脈穿刺の場合は、使用可能であるなら超音波ガイド下に施行すべきである。鎖骨下静脈穿刺の場合は、議論が一致していない。

そして、同時にアルゴリズム（図2）とチェックリスト（表3）を発表している。

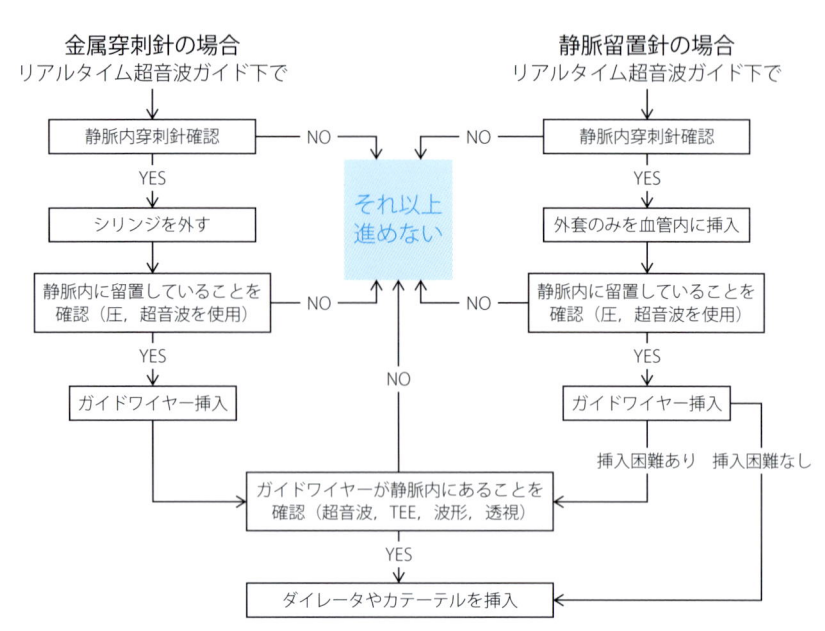

図2 米国麻酔学会による中心静脈穿刺アルゴリズム
(Practice guidelines for central venous access. A report by the American Society of Anesthesiogists task force on central venous access. Anesthesiology 2012；116：539-73 より改変引用)

これらの論文からも、欧米が中心静脈カテーテルに対して厳重な管理が必要と考えていることが示唆される。

2) デメリット

デメリットは、以下の2つが考えられる。
①超音波機器の準備
②トレーニングの必要性

超音波ガイド下穿刺では、超音波診断装置とリニアプローブを購入する必要がある。リアルタイムで使用する場合には、滅菌プローブカバーも購入する必要がある。超音波装置は安価にはなってきているものの、これらの購入費用がかかる。また、プローブカバーは1枚1,500円程度の支出である。機器を購入したら合併症がゼロになればよいのだが、超音波ガイド下で施行しても合併症を減らすことは可能だがゼロになったという報告はない。ランドマーク法において、50例以上の経験者は50例未満の経験者に比べ、合

表3　米国麻酔学会タスクフォースによる中心静脈穿刺チェックリスト

日　付：	開始時間：	終了時間：
施行者：	記入者氏名：	

カテーテルのタイプ：　□中心静脈　　□スワンガンツカテーテル　　□その他（　　　　　　）

カテーテル径：　　　　　　　　　　カテーテルロットナンバー：

ルーメンの数：　　□1　　□2　　□3　　□4

挿入部位：　　　□内頸静脈　　□上腕静脈　　□鎖骨下静脈　　□大腿静脈

左　右：　　　　□ひだり　　　□みぎ　　　□両方

挿入時の状況：　□予定　　　　□緊急

挿入前確認	1. 同意書あり（緊急の場合を除く）	□
	2. アレルギーなし（局所麻酔薬・ヘパリン）	□
	3. ラテックスアレルギーなし （ありの場合，ラテックスフリー対応）	□
	4. 施行者・介助者とも手指消毒 （その場でしていなければ，聞く）	□
	5. カテーテル挿入部位確認 　　成人では上半身を選択 　　大腿静脈を選択した理由は何か？ 　　□解剖学的異常あり　　□感染・熱傷あり 　　□凝固異常あり　　　　□呼吸器合併症あり 　　□蘇生中　　　　　　　□小児	□ □ OR これ以外は左を チェック
	6. 内頸静脈は超音波を用いて位置と血流を確認	□
	7. 皮膚消毒	□
	8. マキシマルバリアプリコーション 　　施行者は帽子，マスク，手袋，ガウン着用 　　部屋にいるものはマスク着用 　　患者全身を覆布で覆う	□ □ □
	9. タイムアウト施行 　　患者IDをダブルチェック 　　施行する手技を宣言 　　挿入部位をマーキング 　　仰臥位またはトレンデンブルク体位をとる 　　必要物品を確認，準備する 　　すべての薬剤とシリンジにラベルを貼る	□ □ □ □ □ □

表3 米国麻酔学会タスクフォースによる中心静脈穿刺チェックリスト（つづき）

挿入中確認	10. 予定の内頸静脈穿刺の場合は，超音波ガイドの使用（プローブカバー使用）	□内頸静脈 □使用せず 　（他の挿入部位）
	11. 静脈内に金属針，または静脈留置針が存在することを確認	□圧 □超音波 □血液ガス
	12. 静脈内にワイヤーが存在することを確認	□超音波 □TEE □透視 □波形
	13. 静脈内にカテーテルが存在することを確認	□圧
	14. 最終確認 　　ガイドワイヤーの抜去 　　カテーテル内のエア抜き 　　各ルーメンのキャップ 　　先端位置確認をオーダー：イメージ 　　　　　　　　　　　　　　レントゲン撮影 　　カテーテルの固定	□ □ □ □ □ □
挿入後確認	15. 透明なドレッシング材を貼付	□
	16. ドレッシング材貼付の際の清潔無菌操作	□
	17. 貼付した日付をドレッシング材上に記載	□
	18. カテーテル先端の位置確認	□X線 □透視 □圧波形
	19. 位置確認後にドレッシング材上に「使用可能」の記載	□
	20. 中心静脈ラインからの投与の指示	□
	コメント	
	先端位置：	

(Practice guidelines for central venous access. A report by the American Society of Anesthesiologists task force on central venous access. Anesthesiology 2012；116：539-73 より改変引用)

併症発生率が 1/2 であるという報告や、経験者では 90% の成功率に対して未経験者では約 75% という報告がある[9,10]。経験者が常に挿入できる環境であれば、このような高額機器の購入は必要ないのではないのだろうか？

　また、メリットで挙げた論文すべてに、適切なトレーニングが必要であると書かれている。どれくらいが適切かということについては一定の見解は得られていないが、少なくとも約 30 分間の講義、ハンズオントレーニング約 1 時間、そして、熟練者の指導下での 5 回の穿刺が必要といわれている[11]。一方で、講義 6～8 時間、シミュレータを用いたハンズオントレーニング 4 時間、ボランティアを使用したハンズオントレーニング 6 時間が必要という非常に厳しい報告もある[12]。また、超音波ガイド下で最も難しいとされる針先の描出は、少なくとも 7 回程度のトレーニングが必要という報告がある[13]。まずは熟練者を教育し、そして中心静脈を穿刺する必要がある医師向けに講義、ハンズオントレーニングを行うことは一大プロジェクトとしか思えない。本当に必要なのだろうか？

2 中心静脈穿刺は超音波ガイド下に施行すべきなのか？

1）医療安全上の中心静脈穿刺の位置づけ

　わが国において、1 年に一度は新聞紙上で中心静脈カテーテルによる医療事故の報告がある。このような事態から、日本医師会など多数の学会が参加する医療安全全国共同行動において、中心静脈穿刺を「危険手技」と定義し、安全な実施を求めている[14]。この中で推奨する対策を表 4 に示す。

　この対策の発表により、中心静脈穿刺に対して院内医療安全対策マニュアルを作成した施設は少なくない。欧米だけでなくわが国においても、中心静脈カテーテルに対する厳重な管理は、時代の流れからも避けられない。また、初期臨床研修医の「経験すべき基本手技」の一つとされているため、研修医に教えないというスタンスは、教育という観点からも許されない。

2）中心静脈穿刺に対する教育の重要性

　多くの医師が穿刺する可能性がある中心静脈穿刺、先述の医療安全全国共同行動では、チャレンジ項目に挙げられていたが、どのような教育が必要なのだろうか？ 推奨される教育方法を表 5 に示す。

表4　医療安全全国共同行動の推奨項目

1. 経静脈栄養（TPN）とCVC留置適応の厳格化（A）
    ① 適応病態
    ② 適応外病態
    ③ リスク評価チェックリストの使用とその対応

2. 安全な穿刺手技などの標準化
    ① 感染防御策の徹底（A）
    ② セルジンガーキットの使用（A）
    ③ モニター機器・緊急資器材の準備（A）
    ④ 多数回穿刺の回避（A）
    ⑤ 透視下操作（B）
    ⑥ 超音波診断装置の使用（B）

3. 安全手技の教育体制の構築（B）

A：必ず実施すること，B：チャレンジ

表5　推奨される教育方法

- 関連する部位の解剖と生理
- 患者適応と禁忌，穿刺部位選択，インフォームドコンセント
- 挿入手技と合併症
- 感染対策と無菌操作
- カテーテルキットの使用法とそれぞれの適応
- 穿刺と確認に必要な超音波の基本的知識
- 挿入後の確認方法と，カテーテル取扱い方
  （必要なら小児・新生児のカテーテル挿入：成人とどう違うか？）

上記を講義，もしくはe-Learningで勉強したのちに筆記試験
- 擬似血管・人型模型を用いたハンズオントレーニング
- 実際のヒトでのハンズオントレーニング

ここまで，チェックリストを用いて評価（指導者とは別の指導者による）
- 熟練者指導の下でのトレーニング

一定数の症例を経験後，ライセンス取得

教育方法を講義、ハンズオントレーニング、そして穿刺医師をライセンス制とすることで、合併症が低下したという報告は多い[15]。超音波ガイド下での施行だけでなく、教育体制の構築、そしてライセンス制を取り入れることが重要であると考える。院内医療安全対策チームを立ち上げ、このような教育体制を確立させることが望ましい。

まとめ

中心静脈穿刺を超音波ガイド下で施行するメリット・デメリットを最近の知見をもとにまとめた。中心静脈カテーテルの管理がさらに厳重になっていくことは、欧米だけでなくわが国における医療安全対策の流れからみても想像に難くない。普段から超音波診断装置に慣れておくと、ほかの手技でも使える可能性がある。麻酔科に研修に行った際には、ぜひ上級医に教えてもらおう。

【文 献】

1) 松田光正, 西山純一, 前田美保ほか. 超音波診断装置を用いた内頸静脈の左右差についての検討. 日臨麻会誌 2005；25：331-7.
2) Denys BG, Uretsky BF. Anatomical variations of internal jugular vein location：impact on central venous access. Critical Care Med 1991；19：1516-9.
3) Trianos CA, Hartman GS, Glas KE, et al. Guidelines for performing ultrasound guided vascular cannulation：recommendations of the American Society of Echocardiography and the Society of Cardiovascular Anesthesilogists. Anesth Analg 2012；114：46-70.
4) McGee DC, Gould MK. Preventing complications of central venous catherization. N Engl J Med 2003；348：1123-33.
5) Domino KB, Bowdie TA, Posner KL, et al. Injuries and liability related to central vascular catheters. A closed claims analysis. Anesthesiology 2004；100：1411-8.
6) Wu SY, Ling Q, Cao LH, et al. Real-time two-dimensional ultrasound guidance for central venous cannulation. Anesthesiology 2013；118：361-75.
7) National institute for health and care excellence（2002）guidance on the use of ultrasound locating devices for placing central venous catheters. NICE technology appraisal guidance 49. London. www.nice.org.uk/ta49（2014年10月閲覧）.
8) Practice guidelines for central venous access. A report by the American Society of Anesthesiogists task force on central venous access. Anesthesiology 2012；116：539-73.
9) Sznajder JI, Zveibil FR, Bitterman H, et al. Central vein catherization：failure and complication rates by three percutaneous approaches. Arch Intern Med 1980；146：259-61.
10) Siama M, Novara A, Safavian A. Improvement of internal jugular vein cannulation using an ultrasound-guided technique. Intensive Care Med 1997：23：916-9.
11) Wigmore TJ, Smythe JF, Hacking MB. Effect of the implementation of NICE guidelines for ultrasound guidance on the complication rates associated with central venous catheter placement in patients presenting for routine surgery in a tertiary referral centre. Br J Anesth 2007；99：662-5.
12) Moureau N, Lamperti M, Kelly LJ, et al. Evidence-based consensus on the insertion of central venous access devices：definition of minimal requirements for training. Br J Anesth 2013；110：347-56.

13) Nguyen BV, Prat G, Vincent JL, et al. Determination of the learning curve for ultrasound-guided jugular central venous catheter placement. Intensive Care Med 2014；40：66-73.
14) 医療安全全国共同行動. http://kyodokodo.jp/index.htm（2014 年 10 月閲覧）.
15) 萬　智子. 中心静脈カテーテル関連合併症―機械的合併症と血流感染―. 日臨麻会誌 2014；34：11-6.

6 術中の予防的抗菌薬投与はなぜ3時間おきなのか？

山本　俊介

はじめに

　外科手術における予防的抗菌薬投与は、適切に行われれば手術部位感染（surgical site infection：SSI）を未然に防ぐうえでたいへん有効な手段である。慣例として、手術執刀開始前の全身麻酔導入期に主治医側よりオーダーのあった抗菌薬投与を行う麻酔科医であるが、その投与タイミングや術中の追加投与設定に根拠はあるのであろうか。また、抗菌薬選択のダブルチェックや術中所見からの薬剤変更時の投与方法など、最終的に患者へ直接静脈内投与を実施する麻酔科医には、これら周術期抗菌薬投与の知識を習得する責任がある。

　1999年にアメリカ疾病予防局（Center for Disease Control and Prevention：CDC）よりSSI防止に関するガイドライン[1]が公開された。以後、全世界的に周術期感染症予防のための包括的取り組みが行われ、予防的抗菌薬投与についても一定のコンセンサスは得られるようになった。しかしながら、絶対的な抗菌薬の種類および投与方法についてはエビデンスに乏しく、定見のない状況が継続している。

　本稿では、抗菌薬治療の基礎的知識を中心に、本題である「術中の予防的抗菌薬投与はなぜ3時間おきなのか？」を含めて、周術期における麻酔科医がかかわることとなる周術期感染予防法について解説する。

1 予防的抗菌薬投与のメリット・デメリット

1）メリット

　SSIの防止に重要な手段である予防的抗菌薬投与は術後合併症発生を低下させ、周術期患者の外科的治療予後に多いに貢献した。また、あるアメリカ

表 1　術野汚染度からみた手術の分類

手術の分類	手術例
清潔手術　classⅠ （clean）	術野に感染や炎症はなく，気道・消化器・生殖器・未感染尿路に到達しない非感染手術創．手術創は一時的に閉鎖され，開放ドレナージを行わない手術．無菌操作の破綻がない手術
準清潔手術　classⅡ （clean-contaminated）	管理された状態での気道・消化器・生殖器・未感染尿路（常在菌の存在する臓器）に到達した，異常な汚染のない手術
汚染手術　classⅢ （cintaminated）	術中の無菌操作に重大な過失（術野消毒不十分なども含む）のある手術創．あるいは胃・腸管からの著しい腸液の漏れ，内部に非化膿性の急性炎症のある切開創
不潔/感染手術　classⅣ （dirty/infected）	手術時すでに汚染が起こっている，もしくは感染が成立している部位の手術．術後感染症の原因菌が，手術前から術野に存在している状態での手術

術野汚染の度合いにより対象とする細菌群を明確にし，より効果的な抗菌薬投与を実施する．

での報告によると、SSI が発症した場合の在院日数は 7.3 日延長し、入院費用は 3,125 ドル余分にかかったとされ[1]、医療経済の面からもメリットは測り知れない。予定された手術がどの分類（表1）に入るかを術前に判断し、最も汚染する可能性の高い細菌に対して有効な薬剤を選択することで、効率的に SSI を防止できることが証明されている。麻酔科医の立場からも術前の薬剤投与は容易であり、後述する投与方法を厳守することで効率的に効力を発揮できる。そのため、抗菌薬投与に携わるうえでの知識を習得することはたいへん意義深いことである。

今回はあくまで予防的抗菌薬投与についての解説であり、急性胆嚢炎手術のような汚染手術時や穿孔性腹膜炎手術のような不潔/感染手術時（表1）のように、抗菌薬投与が治療的投与となる場合、その概念は変わってくる（MEMO ①）。それが予防か治療かを厳密に区別し、主治医ならびに他の医療スタッフとも連携をとって、手術に見合った投与戦略を立てることはとても重要なことである。

2）デメリット

前述のように、予防的抗菌薬の有効性は多くの研究で証明されている。しかし抗菌薬の選択を間違えると、予防的効果がないばかりでなくコストの面でも無駄になり、また耐性菌の増加をまねくこととなる。緑膿菌感染症や

MRSA 感染症など、国内のみならず多くの国々で耐性菌感染症が現代医療における重大な問題となっている。これらは社会的にも大きなデメリットとなる。

　また、個々の抗菌薬にはそれぞれ特徴的な副作用発現の問題がある。体内に投薬された抗菌薬は主に腎臓や肝臓で代謝される。抗菌薬投与を継続する際には、肝腎機能障害の発生に注意が必要である。腎障害患者での調整として、毒性域〜治療域を考慮し、クレアチニン・クリアランス（Ccr）に応じた投与量の決定を行う。また、アミノ配糖体系抗菌薬は毒性域と治療域が狭く、かつ腎毒性が強い。投与時には治療薬物モニタリング（therapeutic drug monitoring：TDM）により適正な投与計画が要求される。肝障害患ではCcrのような指標がないため投与計画は非常に困難となる。軽度から中等度の肝機能障害では肝排泄性の抗菌薬の両調整は不要であるが、高度の障害の場合は、腎排泄型の抗菌薬を選択する。抗菌薬投与に関連するアナフィラキシー対策について、薬物アレルギー歴、特に抗菌薬によるアレルギー歴については問診を確実に行い、対策を講じてカルテに記載する。投与開始直後は、注射部位から中枢にかけての皮膚症状の観察、全身反応としてバイタルサインの綿密な観察と初期対応には常に注意をはらっておく必要がある。

> **MEMO ① 重症感染症手術と術中抗菌薬選択について**
>
> 　重症感染症、特に敗血症患者手術における抗菌薬選択は重要である。敗血症治療では1時間抗菌薬投与が遅れると7.6％死亡率が上昇するといわれており[2]、例えば手術中の所見ですみやかに治療的抗菌薬へと選択変更することも可能である。また、術者が術野に集中しているときでも、麻酔科医としての知見をもって麻酔科側から抗菌薬変更を提案することは重要である。

2 予防的抗菌薬投与のタイミング

1）いつ投与するか

　周術期予防的投与に用いられる抗菌薬は、執刀開始前60分以内に投与を開始し、少なくとも執刀時には投与を完了しておくべきである[3]。抗菌薬をあまりにも早く投与終了してしまってはその効果を最大限に発揮することができない。また、投与が遅すぎて執刀開始時に間に合わなかった場合も、抗

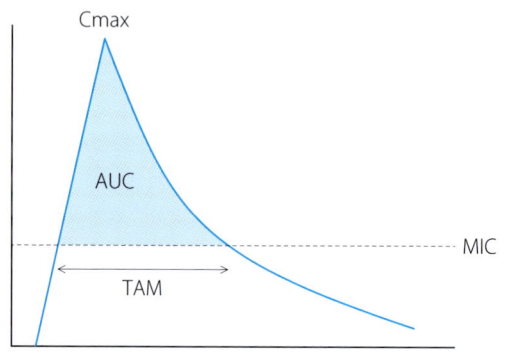

図1 薬物動態(PK-PD)理論と抗菌薬効果の予測因子
抗菌薬の効果予測因子は、C_{max}/MIC，TAM，24-h AUC/MIC の3つである．
MIC：最小発育阻止濃度，TAM（T>MIC）：薬剤濃度がMICより高い時間，C_{max}：最高濃度，AUC：濃度曲線下面積

菌薬の有効血中濃度を達成できず最大限の効果を発揮できない．投与開始のタイミングに関して、SSIを起こす最も重要な要因である皮膚切開時の創部への菌混入を防ぐことが目標であり、執刀時に抗菌薬の血中濃度を最高にしておくことが望まれる．このタイミングはまさに、手術室入室して末梢静脈路を確保し、麻酔科医が麻酔導入から気管挿管を実施する前後である．実際の投与を委ねられた麻酔科医の抗菌薬に関する知識習得は必須といえる．

2）投与間隔が3時間おきの理由

組織中および血中の抗菌薬濃度は手術の経過とともに低下する．つまり理論的には、予防的抗菌薬の効果は時間とともに損なわれる．手術時間が長くなった場合、抗菌薬の半減期と薬物動態〔PK(pharmacokinetics)-PD(pharmacodynamics)〕理論（図1）に基づき、抗菌薬の有効域を維持するための抗菌薬追加投与を行うことが推奨されている．表2に代表的な抗菌薬の半減期を示す．普段用いることの多い予防的抗菌薬の半減期は1〜3時間程度であり頻回な追加投与を要する．セフェム系は時間依存性抗菌薬（MEMO②）であり、有効血中濃度を保つ時間が長ければ長いほど効果が発揮される．最も多く使用されるセファゾリンの半減期は2.46時間であり、十分な予防効果を得るには3時間ごとに追加投与を行うべきであるとされている．

表2 術後感染予防のための各種抗菌薬の半減期

一般名（略語）	商品名	半減期（時間）
セファゾリン（CEZ）	セファメジンα	2.46
スルバクタム/アンピシリン（SBT/ABPC）	ユナシンS	SBT：1.1 ABPC：1.06
セフォチアム（CTM）	パンスポリン	1.1
セフメタゾール（CMZ）	セフメタゾン	1.09
フロモキセフ（FMOX）	フルマリン	0.82
クリンダマイシン（CLDM）	ダラシンS	2.4
バンコマイシン（VCM）	塩酸バンコマイシン	4.29

通常用いられる抗菌薬の半減期は1～3時間である．効力を最大限発揮するため，手術中の追加投与を必要とする．

3）いつまで続けるか

　従来の予防的抗菌薬投与の合計期間はまちまちであり、一般的に術後3～5日間の比較的長時間の投与が行われてきた。これは、周術期の炎症反応のピークがこの期間で経過することによるとされている。海外では古くから予防的抗菌薬投与期間についての検討がなされており、その結果、予防投与は24時間以内に投与を終了しても、それ以上継続した場合と比べて効果に差はないことがいわれてきた[4]。

　近年わが国でも予防的抗菌薬投与期間の検討が盛んに行われており、第26回日本外科感染症学会総会（2014年、神戸市）では、肝細胞癌切除、胃全摘手術、直腸癌手術での予防的抗菌薬投与期間（術後24時間投与群vs. 術後72時間投与群）の多施設共同RCTの結果が報告された。これによると、肝細胞癌切除および胃全摘手術に対する予防的抗菌薬の投与期間においては、術後24時間群での非劣性が証明されたが、直腸癌手術では術後24時間投与群でSSIのうちの臓器/体腔感染発症率が高く、非劣性は証明されなかった。

　「予防的抗菌薬をいつまで継続するか？」という課題は、SSIが患者背景、手術術式などの要因に大きく影響されることから簡単に結論づけられるものではない。特にわが国での周術期管理背景は、患者高齢化や高度合併症患者症例の増加、また複雑な手術手技も多く執り行われていることから、海外の

背景と同様ではない。適正な周術期予防的抗菌薬投与法の研究は、これからの成果が期待される分野である。

> **MEMO ② 濃度依存性抗菌薬と時間依存性抗菌薬**
>
> 抗菌薬は、その薬物動態における性質から、その殺菌力が依存する因子（図1）により大きく2つに分類されている。すなわち、殺菌力が最高濃度（C_{max}）に依存する濃度依存性抗菌薬と、殺菌力が最小発育阻止濃度（MIC）よりも高い濃度にどれだけの時間（TAM）、細菌を曝したかに依存する時間依存性抗菌薬の2つである。時間依存性抗菌薬では、投与頻度（回数）を確保し、濃度をMICよりも高い状態に保つことが重要である。

3 手術室から始まる感染制御

これまでSSIと予防的抗菌薬投与について中心に説明してきた。最後に、手術室で感染症管理に取り組むべき麻酔科医としての役割りについて述べる。

1）医療関連感染症と周術期感染予防法

医療関連感染症の代表的なものとして、SSIのほか、カテーテル関連血流感染症（catheter related blood stream infection：CRBSI）、人工呼吸器関連肺炎（ventilator associated pneumonia：VAP）、カテーテル関連尿路感染症（catheter associated urinary tract infection：CAUTI）などが挙げられる。周術期患者管理でも、これらはすべて避けなければならない合併症であり、スタンダードプリコーションによるガウンテクニック、血液や分泌物に触れる可能性のある処置の際の未滅菌手袋の着用、擦式アルコール製剤を用いた手指衛生など、標準予防策の実施は徹底するべき基本である。麻酔科医の不十分な認識により、麻酔科医自身が汚染菌媒介者になってしまう哀しい現実も指摘されている[5]。

2）麻酔科医としてできること

外科医の視点からのSSIを中心とした周術期感染制御は、縫合糸選択、手洗い方法、ドレーン処置、創部洗浄・被覆方法、除毛処置など、これまでに

も多くの取り組みがなされてきた。では、麻酔科医が直接的に携わる患者管理に関してはどうであろうか。

　術後を含む周術期の適切な酸素投与は十分な組織酸素分圧を維持し、術後炎症のために浮腫がある創部における殺菌のためのフリーラジカル産生には欠かせない[6]。一方で、最近のメタアナリシス[7]によると、周術期高濃度酸素群でのSSIに対する利点は明らかになっておらず、必要以上の酸素投与には注意が必要である。周術期低体温[8]は、毛細血管収縮と血流不全により組織循環を著しく低下させ、好中球やマクロファージといった免疫担当細胞の機能も著しく低下させる。これらを回避するため、輸液加温装置や温風式体温保持装置による術中の綿密な体温保持は非常に重要である。周術期の耐糖能異常もまた、免疫機能に大きく寄与する。術中適正輸液や末梢神経ブロックを用いた疼痛管理は、組織循環改善という点からみれば術後感染対策となるかもしれないが、その関連はまさしく『謎』である。近年話題に挙がっているERASに代表されるような術後回復力強化プロトコルは、麻酔科医としての役割りからみれば重要なことばかりであり、感染制御にどのように影響するか、今後の研究成果が待たれるところである。

まとめ

　今回は、周術期予防的抗菌薬投与と感染制御をテーマに、現在まで明らかになっていることから『謎』であるところまでを麻酔科医の視点で述べてきた。麻酔科医は手術室に常駐することが多く、さまざまな診療科の患者を横断的に診療することができる。そして、感染制御分野も単一診療科で達成する業務ではなく病院全体として取り組む分野である。周術期患者管理を担当するうえで、外科系主治医とともにもてる知識を駆使し存分にかかわっていかなければならない。

　例えばSSIサーベイランス（図2）は、手術室看護師を中心にどの施設でも取り組まれていることと思われる。このような活動に積極的にかかわっていくというのはいかがであろうか。感染制御に熱心に取り組む麻酔科医が部署に1名いると、その施設での周術期管理は大きく変革するであろう。そして、そのような方にはぜひインフェクションコントロールドクター認定（MEMO ③）を目指していただきたい。

　周術期感染制御は、病院間での差、違いなどから、なかなかエビデンスの出ない分野である。自施設での患者予後を改善することを目標に、まずは知

```
手術部位感染サーベイランスシート 1（分母データ）

手術日　（西暦　　年　　月　　日）　　手術手技：（コードと手術手技を記載）
　　　　　　　　　　　　　　　　　　　　　　　　　＊別紙 SSI③を参照
手術時間：（　　時間　　分）

患者氏名：（　　　　　　　　　）　　患者 ID：（　　　　　　　　　）

生年月日：（西暦　　年　　月　　日）　　年　齢：（　　歳）

創分類
　□ C　　清潔創　　（クラスⅠ）　　　┐
　□ CC　 準清潔創　（クラスⅡ）　　　│　医師に確認し記載
　□ CO　 汚染創　　（クラスⅢ）　　　│　創分類は裏面参照
　□ D　　化膿創　　（クラスⅣ）　　　┘

ASA
　□ ASA1　標準的な健康な患者　　　　　　　　　　　　　　┐
　□ ASA2　軽い全身疾患の患者　　　　　　　　　　　　　　│
　□ ASA3　重篤な全身症状あるが，活動不動でない患者　　　│　麻酔記録を
　□ ASA4　日常生活を営めない，常に生命を脅かされている全身疾患の患者　│　参照し記載
　□ ASA5　手術の有無に関わらず，24 時間生きる事が予測できない瀕死の患者　│
　□ ASA6　脳死状態　　　　　　　　　　　　　　　　　　　┘

麻酔　　　□全身麻酔　　　　　　　　□全身麻酔以外
緊急　　　□待機 / 定時手術　　　　　□緊急手術
外傷　　　□なし　　　　　　　　　　□あり
埋入物　　□なし　　　　　　　　　　□あり
腹腔鏡　　□使用なし　　　　　　　　□使用あり
合併手術　□なし　　　　　　　　　　□同じ切開創で二つ以上の手術
人工肛門　□造設なし　　　　　　　　□造設術実施
日帰り　　□入院から退院まで 24 時間以上　□入院から退院まで 24 時間未満

SSI 発生　　□あり　　　□なし
```

（大分県立病院）

図 2　SSI サーベイランスシート
各症例ごとのサーベイランスを実施し，定例評価を行うことで感染予防対策に寄与する．

識習得と啓蒙活動からこの分野の意識改革を行うことを提案する。これまで麻酔科医がルーチンで行っていた手術開始前の予防的抗菌薬投与は、その一部分であるにすぎないと心得ている。

> **MEMO ③ インフェクションコントロールドクター制度協議会とは**
>
> おのおのの病院での病院感染対策を充実させていくためには、医師、看護師、薬剤師、検査技師など多くの職種の協力が必要である。また、これらを統合するため、病院感染対策委員会の設置が求められる。これらを統括する院内エキスパートを、感染制御の専門的知識を有するインフェクションコントロールドクター（ICD）とし、質の高いICDを養成、認定し、そのレベルを保証するためにICD制度協議会が1999年に発足した。初めは6学会でスタートし、現在（2014年12月現在）は23の学会で組織される協議会である。ICD協議会は毎年数回の講習会を行っている。
>
> 麻酔科関連では、日本集中治療医学会と日本ペインクリニック学会が、そして日本救急医学会などが加盟している（日本麻酔科学会は非加盟）。

【文　献】

1) Mangram AJ, Horan TC, Pearson ML, et al. Guideline for prevention of surgical site infection, 1999. Centers for Disease Control and Prevention (CDC) Hospital Infection Control Practices Advisory Committee. Am J Infect Control 1999；27：97-132. quiz 133-4；discussion 96.
2) Kumar A, Roberts D, Wood KE, et al. Duration of hypotension before initiation of effective antimicrobial therapy is the critical determinant of survival in human septic shock. Crit Care Med 2006；34：1589-96.
3) Classen DC, Evans RS, Pestotnik SL, et al. The timing of prophylactic administration of antibiotics and the risk of surgical-wound infection. N Engl J Med 1992；326：281-6.
4) Kreter B, Woods M. Antibiotics prophylaxis for cardiothoracic operations. Meta-analysis of thirty years clinical trials. J Thorac Cardiovasc Surg 1992；104：590-9.
5) 宮津光範, 祖父江和哉. 手指衛生とSSI予防―手術室で麻酔科医が行う医療関連感染症対策. LiSA 2013；20：432-7.
6) Greif R, Akca O, Horn EP, et al. Supplemental perioperative oxygen to reduce the incidence of surgical-wound infection. N Engl J Med 2000；342：161-7.
7) Togioka B, Galvagno S, Sumida S, et al. The role of perioperative high inspired oxygen therapy in reducing surgical site infection：a meta-analysis. Anesth Analg 2012；114：334-42.
8) Kurz A, Sessler DI, Lenhardt R, et al. Perioperative normothermia to reduce the incidence of surgical-wound infection and shorten hospitalization. Study of Wound Infection and Temperature group. N Engl J Med 1996；334：1209-15.

7 ステロイドカバーは本当に必要なのか？

小野寺　美子

はじめに

　ステロイドカバーは50年間以上も論じられてきているにもかかわらず、現在でも謎が多い。それでも目の前に長期ステロイド内服患者はやってくる。少しでも謎に迫れるように、現在までの報告と当院での取り組みについて述べる。

1 ステロイドカバーのメリット・デメリット

1）メリット

　ステロイドカバーのメリットは急性副腎機能不全（副腎クリーゼ）を予防できるという一言に尽きる。

　副腎機能不全の症状は多岐にわたり、重症度もさまざまある。恐ろしいのは急性副腎不全で死亡にまで至るということである。糖質コルチコイドは1949年に発売され、広く臨床で使用されるようになった。そのわずか3年後に慢性関節リウマチの20代の患者が周術期の急性副腎不全で死亡した[1]。またその翌年にもコルチゾン投与を受けていた30代の患者が手術後6時間でショックを呈し死亡した[2]。この時期から術前に糖質コルチコイドを投与されている患者に対して、大量のステロイドを周術期にステロイドカバーとして投与することが一般的になった。

　しかし、次に述べるデメリットのため「至適ステロイド状態（eucorticoid state）」について頭を悩ませる時代がやってきた。

2）デメリット

　ステロイド長期投与によるデメリットは、免疫抑制、消化性潰瘍、中枢性

肥満、骨粗鬆症、成長障害、精神症状、高血圧などであり、臨床上問題となる合併症が多い。術前からステロイドを長期に投与されている患者に対して、周術期のみ大量のステロイドを投与するデメリットはなんであろうか？

　術者が最も懸念するのは創傷治癒傷害であろう。生理的範囲内の糖質コルチコイドは創傷治癒反応や感染抵抗性に必須である[3]。創傷治癒過程は各種サイトカインと各種免疫細胞などのカスケードによって形成される炎症反応そのものである。この炎症反応を抑制する高用量の糖質コルチコイドは、抗張力、上皮化、血管新生、創収縮などすべての過程を遅延させ創傷治癒能力を低下させる[4]。つまり機序のうえでは、過剰なステロイド投与によって縫合不全をつくり出す可能性がある。臨床での報告によると、周術期のみの高用量ステロイド投与では創傷治癒に変化を認めなかった[5]。

　余談であるが、この創傷治癒遅延に対してビタミンＡ投与が有効という研究結果もある[6]。

2 ステロイドカバーについて理解を深めるために必要な知識

1）そもそもステロイドとは

　ステロイドは副腎皮質、精巣、卵巣、胎盤などから分泌されているホルモンの総称であるが、臨床的にステロイドといえば糖質コルチコイドを指す。

　副腎皮質は外側から組織学的に3層に分かれており、外側の球状層からはアルドステロンを代表とする鉱質コルチコイドが、束状層からはコルチゾールを代表とする糖質コルチコイドが、網状層からは弱いアンドロゲン作用を有するデヒドロエピアンドロステロンが分泌されている。霊長類において最も強力な糖質コルチコイドがコルチゾールであり、別名ヒドロコルチゾンとも呼ばれる。糖質コルチコイドの作用の95％はコルチゾールによる作用ということで「糖質コルチコイド」＝「コルチゾール」と表現している場合もある。コルチゾールの正常な1日分泌量は15～30 mg（5～10 mg/m^2）と考えられており、著明な日内変動がみられる。

　コルチゾールが精製されてから現在までに、多様な合成ステロイドがつくられ、臨床現場で活躍している。使用に際しては力価や半減期などを考慮する必要があるので、合成ステロイド製剤の特徴を表1[7]にまとめた。

表1 合成ステロイドの比較

作用時間	一般名	商品名	生理的1日分泌量(mg)	抗炎症作用	Na貯留作用	半減期(時間)
短時間	コルチゾール（ヒドロコルチゾン）	コートリル® 水溶性ハイドロコートン® ソル・コーテフ® サクシゾン®	20	1	1	8～12
	コルチゾン酢酸	コートン®	25	0.8	0.8	
中間	プレドニゾロン	プレドニン® 水溶性プレドニン®	5	4	0.3～0.8	12～36
	メチルプレドニゾロン	メド・ロール®	4	5	0	
	メチルプレドニゾロンコハク酸	ソル・メドロール®				
	トリアムシノロン	レダ・コート® ケナコルト®	4	5	0	
長時間	パラメタゾン	パラメゾン®	2	10	0	36～72
	ベタメタゾン	リンデロン®	0.6	25	0	
	デキサメタゾン	デカドロン®	0.75	25	0	

（早川　桂, 清水敏樹. ステロイドカバー. レジデントノート 2012；13：3003-8 を参考に作成）

2）ステロイド分泌の調整機能

　糖質コルチコイドの分泌は視床下部-下垂体-副腎系（hypothalamic-pituitary-adrenal axis：HPA Axis）によって調整されている（図1）。

　副腎皮質にて糖質コルチコイドを分泌するためには、視床下部から CRH（corticotropin-releasing hormone）、下垂体から ACTH（adrenocorticotropic hormone）の分泌が必要である。手術や感染症といった侵襲時にコルチゾールの分泌は 5～10 倍になり、最大で約 75～150 mg（100 mg/m^2）に増える[8]。長期的に生理的なステロイド分泌以上の糖質コルチコイドを体外から投与されている場合、ACTH および CRH が抑制されてしまう。ACTH分泌がなくなると数週間の間に副腎皮質が萎縮し二次性の副腎不全に陥る[9]。

　どの程度の投与量で HPA axis が抑制されるかは個人差が多く、事前に把

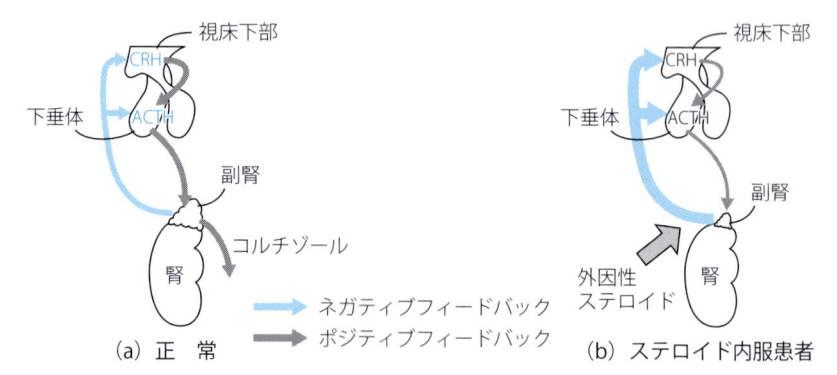

図1 視床下部-下垂体-副腎系（HPA Axis）
正常では視床下部からの CRH，下垂体からの ACTH によって副腎からのコルチゾール分泌が促される．
コルチゾールにより視床下部，下垂体はネガティブフィードバックを受ける．
ステロイド投与中には，外因性のステロイドにより視床下部，下垂体がネガティブフィードバックを受け，副腎は萎縮する．

握することは困難である。このことが eucorticoid state の達成を困難にしている。

3 ステロイドカバーを行うために必要な知識

1）ステロイドカバーが必要な患者

前述した HPA axis の抑制が起こっている患者は、周術期に強いストレスにさらされても自分でステロイドを分泌することができない。

このステロイド不足の機序により死亡率が上昇することはサルの動物実験において示されている。両副腎を摘出されたサルに対して 4 ヶ月間の生理学的用量のステロイドが投与された。胆嚢摘出術を行う際に投与されるステロイドの量によって、生理的用量のコルチゾールの① 1/10 量、② 1 倍量、③ 10 倍量の 3 群に分けた。術中および術後も同量を投与し続けたところ、①の群で有意に死亡率が上昇した[10]。

現在までの報告ではプレドニゾロン 5 mg/day 以下の投与であれば投与期間によらず正常な HPA axis が維持されるといわれている[8]。また 3 週間以内の投与であれば糖質コルチコイドの種類・量にかかわらず正常な HPA axis が維持される[9]。さらに過去 1 年間に 3 週間以上プレドニゾロン 20

mg/day 相当以上の糖質コルチコイドを投与されている場合、または投与量にかかわらず Cushing 症候群を呈している場合には HPA axis は抑制されていると考えるべきである[9]。

　過去 1 年間に 3 週間以上プレドニゾロン 5～20 mg/day 相当の投与を受けた患者が一番議論となる。手術までに時間があり eucorticoid state を目指すのであれば負荷試験を行うべきである。ただし入院期間短縮が求められている昨今、ステロイド投与の影響を調べるためだけに早めに入院するというのは現実的ではない。当院ではプレドニゾロン 5 mg/day 以上のステロイド内服歴があった場合は、ステロイドカバーが必要な患者と考えている。

　また手術を通じて HPA axis が異常になると予測される両側副腎摘出術や下垂体摘出術などにもステロイドカバーが必要である[11]。

　さらにステロイド内服だけではなく、アトピー性皮膚炎の小児患者のように、外用のステロイドでも副腎機能不全を来すという報告[12]もあるのを忘れてはならない。一般的には抗炎症活性が一番高い I 群（strongest）：プロピオン酸クロベタゾール（デルモベート®）などでは 10 g/day 以上、Ⅲ群（strong）：ベタメタゾン吉草酸エステル（リンデロン V®）などでは 20 g/day 以上を使用した場合 3～4 日で副腎機能不全を呈することがある[13]。

2）ステロイドカバーの実際の投与

　どの程度のステロイドカバーが必要であろうか？　そこで重要になるのは、侵襲度と術後の患者の状況である。その指標となるのが 2002 年に Coursin らが報告しているガイドラインである（表2）[8]。

　患者に加わる侵襲を 4 段階に分け、それぞれ必要とされるステロイドの量を分けている。このガイドラインはそれまで直感的、経験的に行ってきたステロイドカバーの量をまとめたという点で非常に広く受け入れられている。

　当院の実例としてはプレドニゾロン 10 mg/day 内服中の患者の結腸切除に対して、手術日朝までプレドニゾロン内服を継続し、手術開始前にコルチゾール 75 mg を投与。翌日は 50 mg を投与し、飲水可能となった時期に術前の内服量に戻している。

　これは現在の方法であり、麻酔薬や手術様式（内視鏡手術やロボット手術）によって変化する可能性がある。今後、手術の侵襲を完全に抑えることに成功すればステロイドカバーが不必要となる時代がやってくるかもしれない。

表2 ステロイドカバー

侵襲の程度	侵襲の種類	糖質コルチコイド投与法
Minor	鼠径ヘルニア根治術 大腸内視鏡検査 微熱を来す疾患 軽〜中等度の嘔気/嘔吐，胃腸炎	ハイドロコルチゾン 25 mg メチルプレドニゾロン 5 mg 術当日 or 発症日に iv
Moderate	開腹胆嚢摘出術 結腸半切除 発熱疾患 肺炎 重症胃腸炎	ハイドロコルチゾン 50〜75 mg メチルプレドニゾロン 10〜15 mg 術当日 or 発症日に iv 漸減して 1〜2 日間で通常量に戻す
Severe	心・大血管手術 膵頭十二指腸切除術 肝切除術 膵炎	ハイドロコルチゾン 100〜150 mg メチルプレドニゾロン 20〜30 mg 術当日 or 発症日に iv 漸減して 2〜3 日間で通常量に戻す
Critically ill	敗血症性ショック	ハイドロコルチゾン 50〜100 mg 6〜8 時間ごとに iv or 0.18 mg/kg/hr civ ショックから離脱するまで投与（数日〜1 週間）その後バイタルサインと血清 Na 濃度をみながら漸減

（Coursin D, Wood K. Corticosteroid supplementation for adrenal insufficiency. JAMA 2002；287：236-40 を参考に作成）

まとめ

　ステロイドカバーの有用性についてエビデンスが確立されているとは言い難い。各患者によって手術侵襲、ステロイドへの反応性が異なることが対応を難しくしている。だからこそ、われわれは周術期を安全に乗り切るために、適正な量のステロイドカバーを熟考しなくてはならない。

COLUMN ① 血中コルチゾール測定の意義

　コルチゾールは血漿中で血漿タンパク〔コルチコステロイド結合グロブリン（corticosteroid binding globulin：CBG）やアルブミン〕と 90% 程度が結合している。生理活性をもっているのは残りの遊離型のみである。

　血漿コルチゾール値は結合型のコルチゾールと遊離型の総量が検出されるため、CBG やアルブミンが増加すると、見かけ上血漿コルチゾール値も高値を示す。遊離コルチゾールは変化しないので、生体への影響は変化していな

表3　急性副腎不全の症状

① 易疲労感
② 食欲不振，体重減少
③ 消化器症状（嘔気，嘔吐，便秘，下痢，腹痛など）
④ 血圧低下→特に容量負荷，カテコールアミン投与によっても改善しない
⑤ 精神異常
⑥ 発熱→解熱薬が効かない
⑦ 低血糖
⑧ 関節痛

い。
　尿中遊離型コルチゾール値の測定も行われるが蓄尿の必要があり1ポイントの測定ではあまり意味を成さない。よって簡単に体内コルチゾールの量を把握することはできないのである。
　副腎皮質の予備能を測定するのに最も適しているのがACTH負荷試験（rapid test）である。早朝に合成ACTHを静注し刺激前の基礎値とACTH投与30分後と1時間後の血液中コルチゾール濃度を測定するという方法である[14]。

COLUMN ② 副腎クリーゼが実際に起きたら

　われわれ麻酔科医が副腎クリーゼに直面する場面というのはそれほど多くはない。周術期の低血圧の原因は循環血液量減少の結果で起きていることが多く，副腎不全が原因である場合はまれである[15]。それでも一度起きてしまえば，ステロイドの大量投与を行っても低血圧から回復できずに死亡するという症例も存在している。
　急性副腎不全の症状は非特異的で（表3）診断することは難しい。予防することが一番であるが起きてしまった場合は，ステロイド補充療法と，低血圧への対応が中心となる。しかし，副腎不全による低血圧は容量負荷やカテコールアミンの反応が乏しい。コルチゾール100～200 mg/day投与と生理食塩液輸液（初期：0.5～1 L/hr），ブドウ糖輸液[16]を行うべきである。
　また周術期を通じて，原因不明で，容量負荷やカテコールアミンへの反応が乏しい低血圧をみたら副腎機能不全も鑑別の一つに挙げなくてはならない。

【文　献】

1) Fraser C, Preuss F, Bigford W. Adrenal atrophy and irreversible shock associated with cortisone therapy. J Am Med Assoc 1952；149：1542-3.
2) Lewis L, Robinson R, Yee J, et al. Fatal adrenal cortical insufficiency precipitated by surgery during prolonged continuous cortisone treatment. Ann Intern Med 1953；39：116-26.
3) Matsusue S, Walser M. Healing of intestinal anastomoses in adrenalectomized rats given corticosterone. Am J Physiol 1992；263：R164-8.
4) 松山博之, 入田和男, 高橋成輔. ステロイドカバー最近の考え方. 臨床麻酔 2004；28：219-25.
5) Wang AS, Armstrong EJ, Armstrong AW. Corticosteroids and wound healing：clinical considerations in the perioperative period. Am J Surg 2013；206：410-7.
6) Wicke C, Halliday B, Allen D, et al. Effects of steroids and retinoids on wound healing. Arch Surg 2000；135：1265-70.
7) 早川　桂, 清水敬樹. ステロイドカバー. レジデントノート 2012；13：3003-8.
8) Coursin D, Wood K. Corticosteroid supplementation for adrenal insufficiency. JAMA 2002；287：236-40.
9) Jabbour S. Steroids and the surgical patient. Med Clin North Am 2001；85：1311-7.
10) Udelaman R, Ramp J, Gallucci WT, et al. A Reevaluation of the role of adaptation during surgical stress. A reevaluation of the role of glucocorticoids. J Clin Invest 1986；77：1377-81.
11) 志賀卓弥. ステロイドカバーは必要か？ Intensivist 2012；4：360-3.
12) 村上洋子, 西尾　健, 本村知華子. ステロイド外用薬により副腎機能抑制を呈した乳児アトピー性皮膚炎の2症例. 日本小児難治喘息・アレルギー疾患学会誌 2013；11：221-5.
13) 島雄周平, 阿曽三樹. 外用ステロイド剤による全身的影響. Ther Res 1988；8：222-31.
14) 蔭山和則, 須田俊宏. 1.CRH負荷, ACTH負荷試験の診断的有用性. 日内会誌 2008；97：743-6.
15) Glowniak JV, Loriaux DL. A double-blind study of perioperative steroid requirements in secondary adrenal insufficiency. Surgery 1997；121：123-9.
16) Hahner S, Allolio B. Therapeutic management of adrenal insufficiency. Best Pract Res Clin Endocrinol Metab 2009；23：167-79.

8 手術中の低体温はなぜ避けなければならないのか？

山崎　広之・田中　克明

はじめに

　全身麻酔手術中の中枢温低下は、シバリング、薬物の代謝の遅延による覚醒遅延、免疫能低下による感染、凝固因子の活性低下による出血傾向および輸血量の増加などをもたらす。しかし、術中患者に体温管理のために用いられる医療資源のコストが、体温管理を行わなかったことによって発生する術後の超過コストを下回るかどうかに関しては未知である。術中低体温回避の有益性に関して外科医をも含めたコンセンサスが十分形成されているとも言い難い[1,2]。解決済みのリサーチクエスチョンでは決してないのである。

1　術中低体温のメリット・デメリット

1）メリット

　術中低体温にもメリットが存在する。体外循環下心臓手術においては、心筋保護液の灌流を行って心静止としても、心筋細胞の酸素需要をまかなえないため、低体温として代謝活動を低下させ、酸素需給バランスを保つのが一般的である。ほかには低酸素性脳障害に対する脳低体温療法が集中治療領域では一定の評価を得ているが、手術室においてそのような事例が発生した場合の有用性は、発生自体が稀なこともあり確立していない。

2）デメリット

　術中低体温はさまざまな術後合併症の発症率を上昇させる（表1）。代表的な合併症について以下に述べる。

a. シバリング

　シバリングとは骨格筋を不規則に震わして熱を産生する生理的反応のこと

表1 すべてヒトを対象とした前向きランダム化比較試験

転　帰	筆頭著者	年	症例数	ΔTcore (℃)	正常温群	低体温群	P
大腸手術後感染	Kurz	1996	200	1.9	6%	19%	<.01
大腸手術後入院期間	Kurz	1996	200	1.9	12.1±4.4 day	14.7±6.5 day	<.01
心疾患既往患者の術後入院期間	Frank	1997	300	1.3	8 (5〜13)	8 (5〜11)	NS
冠動脈バイパス術後のトロポニンI値	Nesher	2003	60	1.0	22±9 ng/mL	8±5 ng/mL	<.001
心疾患既往患者の術後の重症心合併症	Frank	1997	300	1.3	1%	6%	<.05
ベクロニウム作用時間	Heier	1991	20	2.0	28±4 min	62±8 min	<.001
アトラクリウム作用時間	Leslie	1995	6	3.0	44±4 min	68±7 min	<.05
術後のシバリングによる酸素摂取	Just	1992	14	2.3	141±9 mL/min/m^2	269±60 mL/min/m^2	<.001
回復室滞在期間	Lenhardt	1997	150	1.9	53±36 min	94±65 min	<.001
アドレナリン値の上昇	Frank	1995	74	1.5	330±30 pg/mL	480±70 pg/mL	<.05
術後の寒気	Kurz	1995	74	2.6	50±10 mm VAS	18±9 mm VAS	<.001
高度外傷後の死亡率	Gentillo	1997	57	≈1.5	2/29 (7%)	12/28 (43%)	<.05

異なる転帰ごとに行を変えて記載
結果は平均±標準偏差、または中央値（四分位範囲）で表記
ΔTcore、群間の中枢温の差；NS、有意差なし；VAS、100 mm のビジュアルアナログスケール（0 mm、強い冷たさ；100 mm、強い熱さ）
(Sessler DI. Temperature regulation and monitoring. In: Miller RD, editor. Miller's Anesthesia 8th ed. Philadelphia：Elesevier；2014. p.1635 の表 54-2 を改変引用)

を示し、低体温からの回復を目的として生体に備わっている機構である。多くの麻酔薬はシバリングを抑制するため[3,4]、術中ではなく麻酔からの覚醒期にシバリングは多く見られる。シバリングによる悪影響として酸素消費量増大[5]、手術創部の緊張[6]による疼痛増強、モニタリング困難が挙げられる。何より鎮痛と並んで術後患者満足度に大きな影響を与える[7]。

b. 術後創部感染率の上昇

低体温は交感神経系の働きを介して末梢における血管収縮反応を引き起こす[8]。結果として創部への酸素供給が低下し、低体温による免疫能低下[9]も併わせて創部感染率上昇、創傷治癒の遅延をもたらすとされる。実際に、Kurzらの大腸手術患者を対象にしたランダム化比較試験（RCT）では、術中低体温の患者群では有意に創部感染率が高かった[10]。

c. 術後心血管イベントの発生率増大

前述の低体温による末梢血管収縮は血圧上昇を引き起こし、血中のノルアドレナリンは数倍に上昇する[11]。また、シバリングは酸素消費量を増大させ、組織における酸素需給バランスを崩す。これらの心血管系への負荷によって、術後の心筋虚血や不整脈の発症率が高くなる[12,13]。

d. 出血量、血液製剤使用量増加

低体温下では、血小板凝集能および粘着能が低下し、トロンビンやフィブリノーゲンの産生も抑制される[14〜16]。股関節形成術患者を対象としたRCTでは、低体温群の術中出血量および輸血量が有意に多かった[17]。

e. 在院日数延長

低体温による術後合併症増加の影響で在院期間延長や死亡率の上昇につながるおそれが指摘されており、前述のKurzらによる研究では低体温群で有意に入院日数が延長した[10]。一方で、ICU入室となった待機非心臓手術患者50,689人を対象とした後ろ向き観察研究では、術後36℃以下であった低体温群においては正常体温群と比較して入院死亡率の有意な増加は認められなかった[18]。要因曝露からの間隔が長い、このようなアウトカムの真偽は慎重な判断が必要ではあろう。

f. 覚醒遅延

低体温下では術中に用いられる各種薬物の代謝が遅延し、覚醒遅延をもたらす。筋弛緩薬の作用時間延長[19]や先天性心疾患小児における吸入麻酔薬のMAC低下[20]、さらにプロポフォール、フェンタニル、レミフェンタニルの血中濃度上昇も報告されている[21〜23]。

2 術中体温低下のメカニズム

　手術室入室後に低体温が生じる主因は、麻酔薬により体温調節が阻害されることと、体温よりも低い外気にさらされ体表面からの熱の喪失が起こることである。低体温を感知し冷受容器が働いた場合はまず皮膚で血管が収縮し、熱の放出を抑制する。さらに中枢温が低下するとシバリングが生じる。このような働きによってヒトの中枢温は通常、閾値間領域といわれる 0.2～0.4℃の狭い範囲内でコントロールされている。吸入麻酔薬、静脈麻酔薬は濃度依存的に末梢血管収縮とシバリングの閾値温度を低下させ、閾値間領域を 2～4℃まで約 10 倍に広げる[3,24]。麻酔導入後に末梢血管の拡張により、まず中枢から末梢側に熱が移行する「熱の再分布」が生じる[25]。この現象は麻酔導入時に中枢温が低下する最も大きな原因となる。そのまま低い温度の外気にさらされているとしだいに末梢から熱が奪われ、中枢温低下を後押しする。麻酔下であっても、ある程度まで（33～35℃）体温が低下すると末梢血管が収縮し熱の喪失は抑えられる。なお、この現象は硬膜外麻酔、脊髄くも膜下麻酔時にも認められる[26]。この場合、患者の中枢温は低下しているが、患者の末梢温は上昇し、それ自体を温感として自覚するため、寒さを訴えないにもかかわらずシバリングが発生する。上述の外気温と麻酔による影響以外に無視できないのが出血である。とりわけ大量であれば、必然的に大量の輸液、ないしは輸血が必要になるが、非加温の輸液は確実に体温を低下させ（図1）、凝固異常によってさらに出血量が増える悪循環に陥る。

3 体温管理の目標は？

　一般的に正常中枢温は 36.5～37.5℃であるとされており、管理目標としては、さまざまな合併症の頻度が増えると報告されている中枢温 36℃未満になるのを回避するのが望ましい[27]。中枢温は鼓膜、鼻咽頭、食道、肺動脈、直腸、膀胱で測定され、術式に応じて適切な測定部位を選択しなければ間違った管理目標を設定するリスクがある。

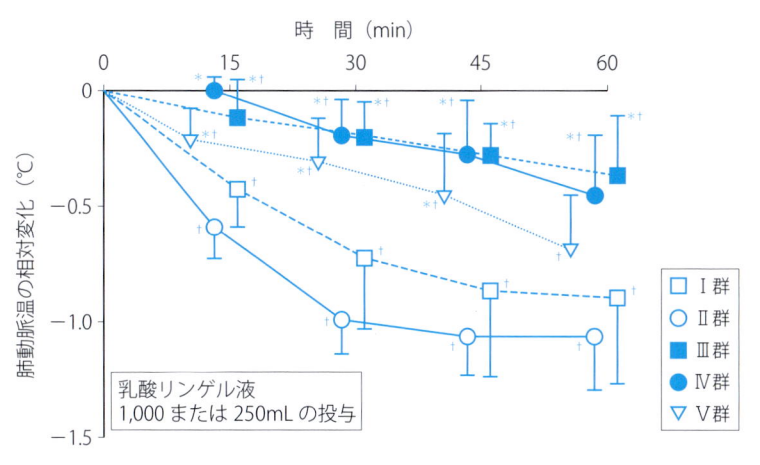

図1 静脈内投与された乳酸リンゲル液による肺動脈温の相対変化

	輸液の温度	投与経路	輸液速度
Ⅰ群（n=7）	室温（～19℃）	右前腕皮静脈	1,000 mL/30 min
Ⅱ群（n=7）	室温（～19℃）	右鎖骨下静脈	1,000 mL/30 min
Ⅲ群（n=7）	～38℃	右前腕皮静脈	1,000 mL/30 min
Ⅳ群（n=7）	～38℃	右鎖骨下静脈	1,000 mL/30 min
Ⅴ群（n=7）	室温（～19℃）	右前腕皮静脈	250 mL/30 min

測定開始時を0℃とする．
値は平均±標準偏差
＊：$p<0.05$：Ⅰ・Ⅱ群と比較して
†：$p<0.05$：測定開始時と比較して
（山内正憲，中山禎人，山陰道明ほか，急速輸液の中枢温に及ぼす影響と輸液加温装置の有用性．麻酔 1998；47：606-10の図を改変引用）

4 加温方法は？

1）温風式もしくはカーボンファイバー式加温装置

どちらも患者の体表から熱を伝導させることで，熱の喪失を防ぎ中枢温を維持，上昇させる装置である．他の加温装置と比較して最も加温効率に優れる．温風式装置は患者の体表にブランケットを被せ，ブランケット内に温風を送風することで加温する．加温機のホースが患者に直接接触した場合の熱傷の危険性，常在菌を含んだほこりが舞うおそれ，術者の体感温度上昇による不快感が欠点として挙げられる．カーボンファイバー式装置は温風式と同様に加温効率が良く，前述の温風式装置の問題をクリアしているが，初期導入コストが高い．これらの装置は，装置側では熱の運搬が空気もしくはカー

ボンファイバーで行われ、患者側では血液によって熱の運搬が行われることにより、局所での過大な熱エネルギーの上昇を防ぐことが使用の前提である。したがって、患者の血流が停止、もしくは血流速度が低下している状況、例えば循環停止中や大動脈遮断中などは、血液による熱の運搬が停止するために熱傷が発生しうる。著者らの施設では、実際に低温熱傷が発生したためにこれらの手術中は温風式加温装置を停止させている。なお、温めた輸液を患者に接触させる加温方法は簡易だが、これも熱傷の報告が相次いだために推奨されていない[28]。

2）輸液、輸血の加温

　輸液、輸血の加温装置にはドライヒート式、ウォーマーコイル式、温風式、二重構造加温チューブ式がある。輸液速度が遅い場合は室温の影響を受けて体内到達前に温度が下がりがちなので、加温回路から患者までの距離を短縮して取り付ける工夫が必要になる。製品によっては熱伝導効率を高めるために回路の耐圧限界が低いものがある。ポンピングによる回路破損が発生すると、患者ともども麻酔科医は窮地に陥る。加温効率は二重構造加温チューブ式が優れている。

3）手術室の温度調節

　手術室の温度を高く維持するほど体表面からの熱の喪失は防げるが、医療者、特に術者のパフォーマンス低下にも考慮しなければならない。このため、患者入室時には室温を高く保っておき、麻酔導入後にほかの加温方法を実行しながら室温を下げていくのが患者、医療者双方に有益である。

4）アミノ酸輸液

　術前および麻酔導入時のアミノ酸輸液使用は、体温中枢への直接的な作用や熱産生の亢進により低体温を軽減する[29]。しかし、現状、アミノ酸輸液には低体温への保険適応がない。

5 コスト・ベネフィットは？

　病院の規模に大きく左右される。手術の集約化率が低いわが国では、患者1人あたりにかかる医療機器の費用が大きい。加温機器も例外ではない。

1999年、Mahoneyらが、術中患者に体温管理のために用いられる医療資源のコストが、体温管理を行わなかったことによって発生する術後の超過コストを下回るとするメタ解析を報告した[30]が、対象患者にわが国の患者が含まれておらず、保険制度も異なるので再検討が必要な状況である。

6 新たなエビデンスは出るのか

　ここまでに紹介した研究の多くは発表後10年以上を経過している。この間、手術成績は向上し、周術期死亡率や合併症発生率が低下したために、有害アウトカムをターゲットとしたRCTは必要サンプル数が増大した。また、低体温に関しても、かつては許容された34℃台の低体温は、非倫理的との誹りを免れられないようになった。つまるところ過去と同様の研究デザインで倫理的に許容される臨床研究が困難となりつつある。本稿執筆時点において、わが国の代表的な臨床研究登録システムであるUMIN-CTRのレジストリには、術中体温に関する研究はほとんど登録されていない。メジャーな麻酔関連雑誌の多くが投稿受付の前提としてCTRへの登録を義務づけている現状を鑑みると、わが国発の周術期低体温に関連したエビデンスは当面出ないと思われる。この状況に一矢を報いるべく、著者らは2014年、食道癌患者120例を対象とした後ろ向き観察研究において、35℃以下の術中低体温（膀胱温）が術後合併症のリスク因子（オッズ比2.57［95％信頼区間：1.09〜6.08］）であることをロジスティック回帰分析で明らかにした[31]。しかし、これの検証を今後RCTで行うには、倫理的制約が枷になっているのが正直なところである。

7 診療記録上の留意点

　読者の多くは、診療加算を意識して腹腔鏡手術の開始、終了や硬膜外麻酔併用の有無、などに留意されているであろう。すなわち、コストと連動した傷病名や医療行為は記録として強いインセンティブが働くため、正確な記録として残りやすい。したがって、後日電子カルテの解析が必要となったときに、このような医療行為は抽出が容易である。反面、コストと連動していない医療行為は残りにくい。記録されなかった医療行為や患者の症状は、なかったことになってしまう危険性が高い。低体温はどうかというと、実は

「麻酔後低体温」として、わが国の保険診療の傷病名マスターに登録されているのである（しかしシバリングが含まれていないのは大きな問題である）。最近の電子カルテには、パッケージとして本格的なデータベースが含まれている。一方、麻酔記録はたとえ電子化されていても、これらのデータベースの解析対象から外れていることが多い。後日のデータベースによる解析、例えば加温機器の使用が術後低体温を軽減したかどうかを検討するには、加温機器の使用と術後低体温の有無が手術実施情報に含まれていることが望ましい。

まとめ

術後の寒さ、シバリングは手術経験者の多くが訴える不快経験であり、苦痛の一種である。これを軽減することは麻酔科医の責務である鎮痛に広義には含められるべきと著者らは考えている。病態生理学的にも数多くのRCTに裏打ちされたエビデンスからも術中低体温回避のメリットが大きいことは当面ゆるがないものの、わが国発のエビデンスが近い将来出る見込みは低い。まずは、目前の記録のフォーマットを変えて自施設での診療のフィードバックを容易にし、将来の研究の糧とすることを提案して結びとしたい。

【文　献】

1) 溝部俊樹. 周術期加温のアウトカム 論文バトルロイヤル（その1）Sesslerと消化器外科医の闘い. LiSA 2014；21：592-4.
2) 溝部俊樹. 周術期加温のアウトカム 論文バトルロイヤル（その2）外科医との溝は埋まらない. LiSA 2014；21：672-5.
3) Matsukawa T, Kurz A, Sessler DI, et al. Propofol linearly reduces the vasoconstriction and shivering thresholds. Anesthesiology 1995；82：1169-80.
4) Xiong J, Kurz A, Sessler DI, et al. Isoflurane produces marked and nonlinear decreases in the vasoconstriction and shivering thresholds. Anesthesiology 1996；85：240-5.
5) Ciofolo MJ, Clergue F, Devilliers C, et al. Changes in ventilation, oxygen uptake, and carbon dioxide output during recovery from isoflurane anesthesia. Anesthesiology 1989；70：737-41.
6) Raymond CA. Anesthesia sends shivers up one's spine, but hypothermia per se may not be culprit. JAMA 1988；259：2646-7.
7) Kouki P, Matsota P, Christodoulaki K, et al. Greek surgical patients' satisfaction related to perioperative anesthetic services in an academic institute. Patient Prefer Adherence 2012；6：569-78.
8) Greif R, Laciny S, Rajek A, et al. Blood pressure response to thermoregulatory vasoconstriction during isoflurane and desflurane anesthesia. Acta Anaesthesiol Scand 2003；47：847-52.
9) Clardy CW, Edwards KM, Gay JC. Increased susceptibility to infection in hypothermic children：possible role of acquired neutrophil dysfunction. Pediatr Infect Dis 1985；4：379-82.
10) Kurz A, Sessler DI, Lenhardt R. Perioperative normothermia to reduce the incidence of surgical-wound infection and shorten hospitalization. Study of Wound Infection and Temperature group. N Engl J Med 1996；334：1209-15.

11) Frank SM, Higgins MS, Breslow MJ, et al. The catecholamine, cortisol, and hemodynamic responses to mild perioperative hypothermia. a randomized clinical trial. Anesthesiology 1995；82：83-93.
12) Roth JV. Hypothermia should also have been considered to be a predictor of adverse perioperative cardiac events. Anesthesiology 2009；111：453；author reply-4.
13) Frank SM, Fleisher LA, Breslow MJ, et al. Perioperative maintenance of normothermia reduces the incidence of morbid cardiac events. a randomized clinical trial. JAMA 1997；277：1127-34.
14) Dirkmann D, Hanke AA, Gorlinger K, et al. Hypothermia and acidosis synergistically impair coagulation in human whole blood. Anesth Analg 2008；106：1627-32.
15) Wolberg AS, Meng ZH, Monroe DM 3rd, et al. A systematic evaluation of the effect of temperature on coagulation enzyme activity and platelet function. J Trauma 2004；56：1221-8.
16) Martini WZ. Coagulopathy by hypothermia and acidosis：mechanisms of thrombin generation and fibrinogen availability. J Trauma 2009；67：202-8, discussion 8-9.
17) Schmied H, Kurz A, Sessler DI, et al. Mild hypothermia increases blood loss and transfusion requirements during total hip arthroplasty. Lancet 1996；347：289-92.
18) Karalapillai D, Story D, Hart GK, et al. Postoperative hypothermia and patient outcomes after major elective non-cardiac surgery. Anaesthesia 2013；68：605-11.
19) England AJ, Wu X, Richards KM, et al. The influence of cold on the recovery of three neuromuscular blocking agents in man. Anaesthesia 1996；51：236-40.
20) Liu M, Hu X, Liu J. The effect of hypothermia on isoflurane MAC in children. Anesthesiology 2001；94：429-32.
21) Leslie K, Sessler DI, Bjorksten AR, et al. Mild hypothermia alters propofol pharmacokinetics and increases the duration of action of atracurium. Anesth Analg 1995；80：1007-14.
22) Fritz HG, Holzmayr M, Walter B, et al. The effect of mild hypothermia on plasma fentanyl concentration and biotransformation in juvenile pigs. Anesth Analg 2005；100：996-1002.
23) Russell D, Royston D, Rees PH, et al. Effect of temperature and cardiopulmonary bypass on the pharmacokinetics of remifentanil. Br J Anaesth 1997；79：456-9.
24) Annadata R, Sessler DI, Tayefeh F, et al. Desflurane slightly increases the sweating threshold but produces marked, nonlinear decreases in the vasoconstriction and shivering thresholds. Anesthesiology 1995；83：1205-11.
25) Matsukawa T, Sessler DI, Sessler AM, et al. Heat flow and distribution during induction of general anesthesia. Anesthesiology 1995；82：662-73.
26) Ozaki M, Kurz A, Sessler DI, et al. Thermoregulatory thresholds during epidural and spinal anesthesia. Anesthesiology 1994；81：282-8.
27) Forbes SS, Eskicioglu C, Nathens AB, et al. Evidence-based guidelines for prevention of perioperative hypothermia. J Am Coll Surg 2009；209：492-503.e1.
28) Cheney FW, Posner KL, Caplan RA, et al. Burns from warming devices in anesthesia. a closed claims analysis. Anesthesiology 1994；80：806-10.
29) Sellden E, Lindahl SG. Amino acid-induced thermogenesis reduces hypothermia during anesthesia and shortens hospital stay. Anesth Analg 1999；89：1551-6.
30) Mahoney CB, Odom J. Maintaining intraoperative normothermia：a meta-analysis of outcomes with costs. AANA J 1999；67：155-63.
31) Yamasaki H, Tanaka K, Funai Y, et al. The impact of intraoperative hypothermia on early postoperative adverse events after radical esophagectomy for cancer：a retrospective cohort study. J Cardiothorac Vasc Anesth 2014；28：955-9.

9 レミフェンタニルの 1 μg/kg/min 以上の投与に意味はあるのか？

増井　健一

はじめに

　レミフェンタニルは血中の非特異性エステラーゼで代謝される超短時間作用性の麻薬性鎮痛薬であり、日本での保険適応は全身麻酔の導入および維持時の使用のみである。蓄積性がないため投与量投与時間にかかわらず投与を中止してからの濃度減少は速やかであり、調節性のよいオピオイドとして術中に頻用される。濃度減少の速やかさから、投与濃度を必要以上に高濃度に保って使われてしまうことも多い。

　ここでは、1 μg/kg/min 以上の投与の「急速投与」と「高濃度投与」という2つの側面についてのメリット・デメリットをまず考えてみる。その次に、現在のわが国におけるレミフェンタニルの高用量使用についての背景と諸問題について考えてみたい。

　本稿での予測濃度の計算には、内田整先生（大阪府済生会千里病院麻酔科）作成のシミュレーション用 Excel シートおよび Minto モデル[1]（成人）もしくは Rigby-Jones モデル（小児）を使用した。なお、本稿における投与速度および効果部位濃度についての議論は、小児と明記していないかぎり成人についての内容である。

1 レミフェンタニル 1 μg/kg/min 以上の投与のメリット・デメリット

1) レミフェンタニル急速投与のメリット・デメリット

　急速投与のメリットはレミフェンタニル濃度を迅速に上昇させられることである。

　表1に、0.25、0.5、1 μg/kg/min でレミフェンタニルを投与したときに

表1 レミフェンタニル投与開始から，レミフェンタニル効果部位濃度が挿管刺激による循環反応を 50% の患者もしくは 95% の患者で抑制する濃度に達するまでの時間（T_{50}, T_{95}）と，定常状態*の濃度（C_{ss}）

投与速度 μg/kg/min	20歳，女性 165 cm, 55 kg			35歳，男性 160 cm, 60 kg		
	T_{50} 6.4 ng/mL	T_{95} 8.3 ng/mL	C_{ss}, ng/mL	T_{50} 5.5 ng/mL	T_{95} 7.1 ng/mL	C_{ss}, ng/mL
0.25	—	—	5.1	24分46秒	—	5.9
0.50	6分04秒	12分18秒	10.2	3分49秒	5分50秒	11.8
1.00	2分13秒	2分57秒	20.5	1分51秒	2分19秒	23.6

投与速度 μg/kg/min	50歳，女性 160 cm, 60 kg			65歳，男性 170 cm, 70 kg			80歳，女性 150 cm, 65 kg		
	T_{50} 4.6 ng/mL	T_{95} 6.0 ng/mL	C_{ss}, ng/mL	T_{50} 3.7 ng/mL	T_{95} 4.9 ng/mL	C_{ss}, ng/mL	T_{50} 2.8 ng/mL	T_{95} 3.7 ng/mL	C_{ss}, ng/mL
0.25	7分43秒	17分51秒	6.8	4分29秒	6分46秒	8.0	3分08秒	4分04秒	9.6
0.50	2分49秒	3分48秒	13.5	2分19秒	2分56秒	15.9	1分51秒	2分15秒	19.1
1.00	1分34秒	1分56秒	27.0	1分25秒	1分42秒	31.8	1分11秒	1分24秒	38.3

過去の文献のデータ**[2]より，50歳における T_{50}, T_{95} をそれぞれ 4.6, 6.0 ng/mL とした．50歳以外の年齢における T_{50}, T_{95} は，レミフェンタニルの効果部位濃度が年齢の影響を受けるという過去の研究結果（EC50＝0.148×(age−40)）[1]を参考として計算した．なお，ここでの T_{50}, T_{95} は，2つの研究結果から計算した参考濃度であり，一つの研究による結果ではないことを強調しておく．

＊：持続投与していて濃度が一定となった状態
＊＊：Marsh モデル[3]によるプロポフォールの平均投与濃度は 3.4 μg/mL，平均年齢約 53 歳の対象において，挿管刺激による循環反応を 50% もしくは 95% の患者で抑制するために必要なレミフェンタニル濃度は 4.6 もしくは 6.0 ng/mL であった．

　レミフェンタニル効果部位濃度が挿管刺激による循環反応を抑制する濃度に達するまでの時間の例を示した。当然ながら、投与速度が速いほど必要濃度への到達時間は短い。

　一方、急速投与のデメリットの一つは、投与速度の調節方法しだいで濃度が意図しないほど高くなってしまうことである。表1には、0.25、0.5、1 μg/kg/min でそのまま投与し続けたときに最終的に達する濃度（定常状態の濃度）も示した。1 μg/kg/min で投与し続けた場合、挿管刺激に対する反応を抑制する濃度よりもはるかに高い濃度に達することが分かる（表1、図1）。また、投与速度と定常状態の濃度は比例するので、1 μg/kg/min で投与すると、0.25 μg/kg/min で投与したときの 4 倍の濃度に到達する。高レミフェンタニル濃度のデメリットは次節に記す。

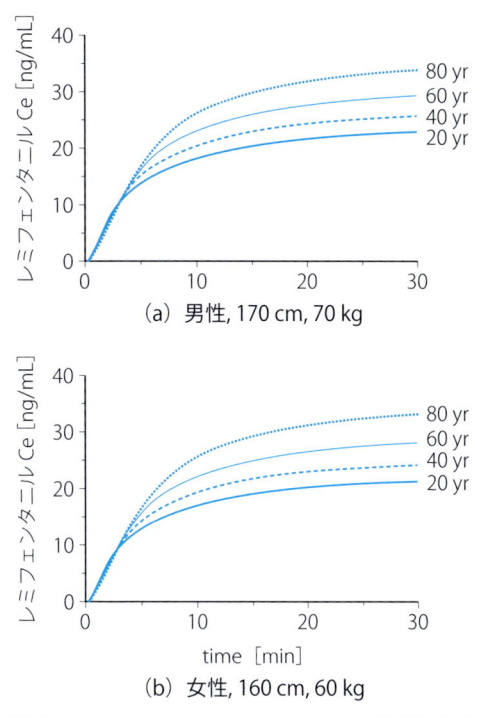

図1 レミフェンタニル 1 μg/kg/min 持続投与時の効果部位濃度（Ce）の経時変化

2) レミフェンタニル高濃度投与のメリット・デメリット

　高濃度投与のメリットは「侵害刺激（痛み刺激）に対する生体反応を抑えられる」ことである。副作用が発生しないのであれば高濃度投与のデメリットはない。もし高濃度投与により「全身麻酔薬との相互作用による血圧低下」「急性耐性」「術後の慢性痛増加」などの副作用が生じれば、これらがデメリットとなる。麻酔導入時の挿管前や、ラリンジアルマスクなどの喉頭上デバイス使用中の筋固縮や声門狭窄などによる「換気困難」や、術後のシバリングもデメリットである。

2 レミフェンタニルの 1 µg/kg/min 以上の投与について考える

1）なぜこのような高用量投与が日本で行われるのか

　わが国では、レミフェンタニルを 100 µg/mL 溶液にするのが一般的である。この溶液で 60 kg の患者に 0.2 µg/kg/min で投与する場合、シリンジポンプの投与速度は 7.2 mL/hr になる。一方、ヨーロッパではレミフェンタニルを 20 ないし 50 µg/mL 溶液にするのが一般的である。20 µg/mL 溶液を使うならば、60 kg の患者に 0.2 µg/kg/min を投与する場合、シリンジポンプの投与速度は 36 mL/hr になる。1 µg/kg/min で投与しようとすると、100 µg/mL 溶液でも 36 mL/hr、20 µg/mL 溶液では実に 180 mL/hr となる。シリンジポンプで 180 mL/hr で薬剤を投与し続けようという考えは、普通は起こらないだろう。

　Target-controlled infusion（TCI）が使えないことも高用量となる一因であろう。TCI ポンプでは濃度をポンプに入力して投与の設定を行うため、設定濃度を高くすると、シリンジポンプがなんらかの形で濃度が高いというアラート（警告）を出す。海外におけるレミフェンタニル TCI での導入時および術中の基本的な目標濃度は 3〜8 ng/mL であり、刺激が強いときでも 15 ng/mL までが一般的な投与濃度である。なお、日本では数年後にレミフェンタニルの TCI が行えるようになる可能性がある。

　しかし、一定速度での持続投与を汎用のシリンジポンプで行うかぎり、濃度が高いというアラートは示されない。これも高用量となる理由の一つと考えられる。

　レミフェンタニルの力価はフェンタニルと大きく変わるわけではない。研究により力価の比は若干異なるが、いずれにしても 1：1 前後の力価比である。例えば、160 cm, 60 kg, 50 歳女性に 1 µg/kg/min でレミフェンタニルを投与すると、表 1 よりレミフェンタニルの定常状態の濃度（C_{ss}）は 27.0 ng/mL である。フェンタニルの C_{ss} が 27.0 ng/mL となる持続投与速度は 814 µg/hr（!!）、つまり最も小さいフェンタニルのアンプル（0.1 mg）を 1 時間に 8 アンプル強投与し続けるという投与速度である。

2）挿管刺激に必要な濃度を得るために

　挿管刺激に対する交感神経系の活性化などの反応の抑制は、血圧の急激な

上昇を避けたい患者では必須といえる。挿管刺激に対する反応を抑制する濃度（表1のT$_{50}$、T$_{95}$）までレミフェンタニル効果部位濃度を上昇させたい場合、50歳以上では0.5 μg/kg/minで投与すれば3分以内にT$_{50}$に、4分以内にT$_{95}$に達するので、1 μg/kg/minという速い投与速度は必要ないと考えられる。一方、もし若年成人でT$_{50}$やT$_{95}$が表1に示すような高い値であるのならば、挿管刺激に対する反応を抑制するレミフェンタニル濃度を数分以内に得るためには、若年成人では導入時の1 μg/kg/minは臨床的に適切な投与速度かもしれない。

　プロポフォールの注入時痛を抑制する目的で、レミフェンタニルをプロポフォール投与に先だって開始することもある。この場合、レミフェンタニルの効果を確認するために患者を頻回に観察しながら投与を行うのであれば、1 μg/kg/minは適切な投与速度かもしれない。患者が「身体がぽかぽかする」と感じる始めるまでレミフェンタニル濃度を上昇させておけば、プロポフォールの強い注入時痛を抑えることができる。なお繰り返しになるが、1 μg/kg/minでの濃度上昇速度は速いので（図1）、観察をしばらく怠ると濃度が必要以上に高くなってしまうことがあり注意が必要である。また、レミフェンタニルを先行投与した場合には、プロポフォール投与による意識消失直後に換気困難になる場合がある。この換気困難の原因は換気をつかさどる筋の筋固縮によると考えられ、筋弛緩薬投与により換気困難は通常改善される。

3）術中の高濃度レミフェンタニル投与の意義

　喉頭微細手術などでの継続的な喉頭展開のような強い刺激があり、フェンタニルやブロックなどの局所麻酔による術後鎮痛の必要性が低い手術や、術中の侵害刺激が強く局所麻酔による鎮痛を行わない手術では、強い侵害刺激による反応を抑えるために高濃度でのレミフェンタニルの投与が必要になるかもしれない。

　もし術後の鎮痛にフェンタニルを使うのであれば、高濃度でレミフェンタニルを投与する前にフェンタニルの投与を検討するほうがよい。レミフェンタニル高濃度投与は急性耐性や術後慢性痛増加の可能性があり〔2-6〕参照〕、現状では投与濃度の上昇を慎重に行うことが望ましい。

表2 レミフェンタニルを 0.1 μg/kg/min で投与したときの定常状態の濃度
（C_{ss}；投与速度が x 倍になったときには，C_{ss} も x 倍となる）

(a) 成人：Minto モデル

155 cm，男性	C_{ss}			155 cm，女性	C_{ss}		
	50 kg	65 kg	80 kg		40 kg	55 kg	70 kg
20 歳	4.7	5.8	6.9	20 歳	4.0	5.2	6.4
40 歳	5.3	6.5	7.8	40 歳	4.6	5.9	7.3
60 歳	6.2	7.5	8.9	60 歳	5.4	6.9	8.4
80 歳	7.4	8.8	10.4	80 歳	6.5	8.2	10.0

170 cm，男性	C_{ss}			170 cm，女性	C_{ss}		
	60 kg	75 kg	90 kg		50 kg	65 kg	80 kg
20 歳	5.3	6.3	7.3	20 歳	4.7	5.8	6.9
40 歳	6.0	7.1	8.2	40 歳	5.4	6.6	7.8
60 歳	6.9	8.1	9.3	60 歳	6.2	7.6	9.0
80 歳	8.1	9.4	10.7	80 歳	7.4	8.9	10.5

(b) 小児：Rigby-Jones モデル

体重	C_{ss}	体重	C_{ss}
5 kg	1.2	20 kg	1.7
10 kg	1.4	30 kg	1.9
15 kg	1.6	40 kg	2.0

＊1.8[0〜9]歳，10.5[3〜40]kg のデータで作成；median[range]

4）投与方法が TCI ではなく持続投与であることの問題

　レミフェンタニルの投与は基本的に持続投与である。持続投与で投与速度を変更した場合、レミフェンタニル濃度が変更後の投与速度に対応する C_{ss} に到達していなければ、レミフェンタニル濃度は上昇していく。

　麻酔導入時に挿管などの処置で忙しく、レミフェンタニル投与速度の調節を失念してしまうと、レミフェンタニル濃度が非常に高くなってしまうことがある。1 μg/kg/min で投与開始し、20 分間そのまま投与を続ければ、レミフェンタニル濃度は 20 歳で 20 mg/mL に、80 歳では 30 ng/mL に到達する（図1）。このような高濃度レミフェンタニルは、特に高齢者では重度低血圧や高度徐脈になってしまうであろう。定常状態の効果部位濃度は投与速度以外に性別・年齢・体重・身長に影響され（表2）、薬力は年齢に影響されるため（表1）、[1,4] 同じ投与速度でも高齢者では濃度が高くなり、効果が強く発揮される。

持続投与によるレミフェンタニル投与中は、投与経過によってはレミフェンタニル濃度が短時間のうちに大きく変化する。もし、挿管時などで処置が多いときに必要な低速への投与速度変更を忘れてしまうようであれば、1 μg/kg/min のような高速での投与は避けたほうがよい。速やかに濃度を上昇させる別の方法として、添付文書の使い方からは逸脱してしまうが、初めに数十 μg のレミフェンタニルをボーラス投与してその後 0.2〜0.3 μg/kg/min で投与する、という TCI に似せた投与法も考えられる。

5）血圧低下や徐脈への対処方法の問題
　レミフェンタニルは全身麻酔薬と同時に投与することで血圧低下や徐脈を来しやすい。レミフェンタニルを 1 μg/kg/min で投与すれば、侵害刺激が強い、もしくは患者の予備力がある状態でなければ循環抑制の可能性は高いと考えられる。

　レミフェンタニルと全身麻酔薬の同時投与による循環抑制が起こった際、全身麻酔薬の投与濃度を、意識消失および無記憶状態の維持に必要な濃度以下に下げることを行ってはならない。術中覚醒を来すからである（薬物投与中に覚醒を来すことが前提となる薬物投与は、全身麻酔ではなく鎮静として行われるべきである）。

　レミフェンタニルを 1 μg/kg/min で投与中に循環抑制が起きた場合、多くはレミフェンタニル濃度が高すぎると考えられる。この場合、まずはレミフェンタニル濃度を下げるのがよい。同時に、もし全身麻酔薬濃度が意識消失および無記憶状態に必要な濃度よりも明らかに高ければ、全身麻酔薬濃度も下げるとよい。オピオイドと全身麻酔薬両者の濃度が適切と考えられる場合は、昇圧薬を投与するか輸液を行う。なお、両者の濃度が適切であっても循環抑制は起こることは少なからずあるが、投与薬物の投与濃度が適切であるかどうかを常に評価することは、薬物投与の基本中の基本である。

6）急性耐性と慢性痛増加
　レミフェンタニルの高用量投与は、急性耐性を来して術後の痛覚過敏を起こすとされている[5]。術後の痛覚過敏により術後の疼痛管理が困難となれば、患者が過大な負担をしいられる可能性もある。

　レミフェンタニルの高用量投与は、開胸や胸骨正中切開を行った手術で、手術 1 年後の慢性痛やアロディニアの面積を増やすという研究結果もあ

る[6,7]。

　では、レミフェンタニル濃度をどの程度にするのがよいのか、また高濃度投与は常に避けるべきなのか。わが国では、他国で類をみないほどレミフェンタニルが高用量で使用されている。術後の慢性痛や痛覚過敏の頻度などについて、国内から多くの情報が発信されることが期待される。仮に、高濃度レミフェンタニルが術後の痛覚過敏や慢性痛を発症する背景がさらに明らかになれば、本当に必要なときにレミフェンタニルを高濃度で投与することの懸念が少なくなるだろう。

7）侵害刺激に対する生体反応を完全に抑える必要があるか

　今日では、挿管刺激に対する血圧や心拍数の上昇といった循環反応を、レミフェンタニルでほぼ完全に抑えることができることが多い。術中も、レミフェンタニルの高濃度投与で血圧上昇を抑えられることは少なくない。このため、なんらかの刺激に対して少しでも交感神経が活性化されると、レミフェンタニルの投与濃度を安易に上昇させる場面が増えているようである。

　しかし、はたして常に血圧上昇といった循環反応を完全に抑える必要があるだろうか。全身麻酔薬やオピオイドなどで全身麻酔状態にある患者は、覚醒しているときに比べて交感神経系の活動が抑制されている。日常の自律神経系の活動を考えれば、手術中に短時間交感神経系やその他の反応が賦活化されることには、その強度が高すぎなければ大きな問題はないと考えられる。

8）肥満患者へのレミフェンタニル投与

　肥満患者では総体重を用いて μg/kg/min で投与すると、標準体重に近い患者に比べて高い濃度になる[8]。最近わが国でも多くなりつつある超肥満患者では特に過量投与にならないよう注意が必要で、1 μg/kg/min は速すぎる投与速度である。

　なお、レミフェンタニルでTCIができるようになった場合に、超肥満患者でTCIを行うときにはMintoモデル[1]にfat-free massを組み合わせて使うとよい[9]。

9）小児へのレミフェンタニル投与

　小児では経験的に、侵害刺激への反応を抑制する基本的な投与速度は0.5

μg/kg/min 程度と、体重あたりの投与速度は成人より速い。したがって、1 μg/kg/min の投与速度になることはそれほど珍しいことではない。

まとめ

　レミフェンタニル 1 μg/kg/min 投与の意味について考察した。シリンジポンプの早送りなどによるボーラスを行わずに濃度を速やかに上昇させたい場合や、侵害刺激がとても強い場合には、1 μg/kg/min 以上の速度での投与も理にかなっている状況があるといえる。しかし、成人患者に持続的に投与する速度として 1 μg/kg/min が高速すぎるのは、諸外国が 20〜25 μg/mL の濃度に溶液を調整してレミフェンタニルを投与していることからも明らかである。安易に投与速度と濃度を上昇させ、術後に痛覚過敏や慢性痛を増加させてしまうとすれば、それは患者のためにはならない。

　なお、薬剤の投与は投与速度ではなく濃度で考えるのが本筋であることを付記しておく。

【文　献】

1) Minto CF, Schnider TW, Egan TD, et al. Influence of age and gender on the pharmacokinetics and pharmacodynamics of remifentanil. I. Model development. Anesthesiology 1997；86：10-23.
2) Albertin A, Casati A, Federica L, et al. The effect-site concentration of remifentanil blunting cardiovascular responses to tracheal intubation and skin incision during bispectral index-guided propofol anesthesia. Anesth Analg 2005；101：125-30.
3) Marsh B, White M, Morton N, et al. Pharmacokinetic model driven infusion of propofol in children. Br J Anaesth 1991；67：41-8.
4) Rigby-Jones AE, Priston MJ, Sneyd JR, et al. Remifentanil-midazolam sedation for paediatric patients receiving mechanical ventilation after cardiac surgery. Br J Anaesth 2007；99：252-61.
5) Guignard B, Bossard AE, Coste C, et al. Acute opioid tolerance：intraoperative remifentanil increases postoperative pain and morphine requirement. Anesthesiology 2000；93：409-17.
6) Salengros JC, Huybrechts I, Ducart A, et al. Different anesthetic techniques associated with different incidences of chronic post-thoracotomy pain：low-dose remifentanil plus presurgical epidural analgesia is preferable to high-dose remifentanil with postsurgical epidural analgesia. J Cardiothorac Vasc Anesth 2010；24：608-16.
7) van Gulik L, Ahlers SJ, van de Garde EM, et al. Remifentanil during cardiac surgery is associated with chronic thoracic pain 1 yr after sternotomy. Br J Anaesth 2012；109：616-22.
8) Kyun T, Obara S, Johnson KB. Basic principles of pharmacology. In：Miller RD, editor. Miller's Anesthesia. 8th ed. Philadelphia：Elsevier Sanders；2014. p.590-613.
9) La Colla L, Albertin A, La Colla G, et al. Predictive performance of the 'Minto' remifentanil pharmacokinetic parameter set in morbidly obese patients ensuing from a new method for calculating lean body mass. Clin Pharmacokinet 2010；49：131-9.

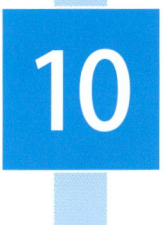

10 後発品のセボフルランは先発品と同じなのか？

森本　康裕

はじめに

　病院内で使用する薬剤の後発品化（ジェネリック化）が進んでいる。国民の医療費削減という観点からはやむをえない方向ではあるが、安全性について語られることは少ない。

　セボフルランについても後発品の比率が徐々に高くなっている。揮発性吸入麻酔薬の場合、わずかな品質の違いが覚醒遅延や術中覚醒につながる可能性もある。また、セボフルランの分解により有害なガスが発生したという事例が報告されており、患者の安全が侵される可能性もある。本稿では、セボフルランの製造やその後の過程での注意点をもう一度確認しながら後発品のセボフルランについて考えてみたい。

1 後発品（ジェネリック医薬品）とは何か

　後発品の医薬品は特許の切れた医薬品であり、先発品よりも価格が安いので医療費削減の切り札として注目されている。患者本人の負担額も少なくなるのがメリットである。

　通常薬剤の成分に対する特許は20年で切れる。この場合の特許は成分に対する「物質特許」であるが、特許にはこれ以外に製造方法に与えられる「製法特許」や添加物などの副成分や剤形などの「製造特許」がある。これらが切れていなければ、先発品が薬剤以外に入れている添加物や特殊コーティングなどの剤形を同一にすることができない。このため内服薬では薬剤の溶出する速度が変化し、効果に差が出る可能性がある。

　セボフルランは日本国内では丸石製薬により1990年に発売され、海外でもAbbott社を通じて販売が開始された。2006年にBaxter社より後発品の

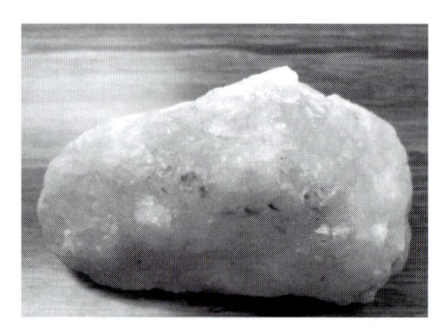

図1　セボフルランの原料の蛍石

セボネス®が発売された。セボネス®には後述するセボフルランの容器に関する特許を侵害したとして訴訟を起こされたため発売を中止（最終的にはBaxter社が勝訴）したが、その後マイラン製薬（現在はファイザー製薬）から後発品が販売され現在に至っている。当初は手術室で使用する薬剤はDPC病院であっても出来高で算定できるため注目されなかったが、現在は病院全体の後発品比率を高める必要性から、後発品化が進んでいる。

2 セボフルランの製造法

まず、セボフルランの製造工程をまとめてみる。

セボフルランはhexafluoroisopropanol（HFIP）から製造される。HFIPは蛍石と硫酸を反応させてできるフッ化水素（HF）からいつくかの中間物を経て生成される[1]（図1）。

このHFIPからセボフルランを生成するにはsingle-step methodとthree-step methodの2つの方法がある[2]（図2）。Single-step methodはセボフルランを開発したトラベノール社が特許取得し、丸石製薬に製造承認されているので、先発品のセボフラン®における製造法である。発煙硫酸の存在下で、HFIP、ホルムアルデヒドとHFの3者を反応させて製造される。Three-step methodはBaxter社の後発品に使用されている方法である。こちらはHFIPからいくつかの中間体を経てセボフルランが合成される。どちらも不純物を除去されて製品となる。FDAの基準ではセボフルランの純度は99.97以上とされている。

製造法の違いは不純物の含有量の違いとなる。例えばHFIPはBaxter社

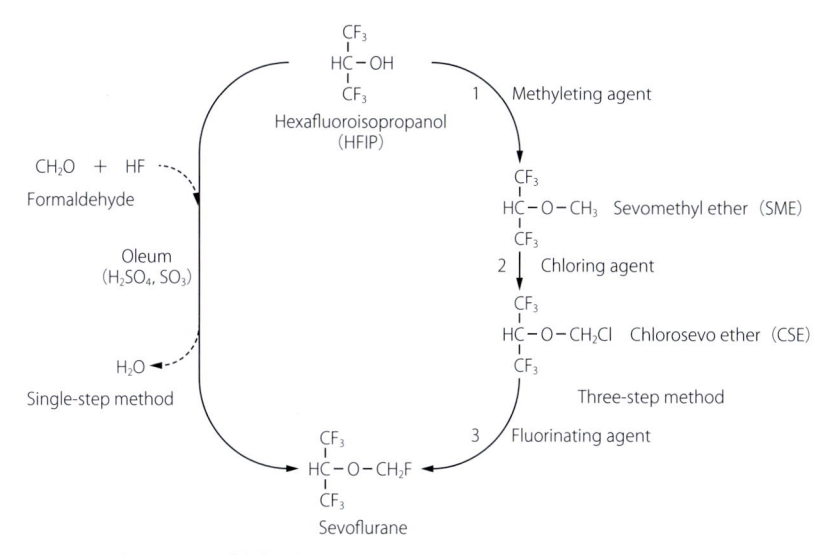

図2 セボフルランの製造工程

(Baker MT. Sevoflurane：are there differences in products? Anesth Analg 2007；104：1447-51 より引用)

の製品では50倍多い。

1）セボフルランの分解

　セボフルラン発売後に問題となったのはガラス瓶内での分解である。1996年に、セボフルランの瓶が変色し、内部から刺激臭がしたという報告がみられた[3]。Abbott社の調査によりセボフルランが酸性となり、最高863 ppmのHFを含んでいることが明らかとなった。ガラス瓶は腐食し瓶内にはガラス状の繊維が認められた[4]。この原因として、ガラスの存在下でのルイス酸依存性の脱フッ素化が考えられた。

　ルイス酸の例としては酸化金属ハロゲン化物（Al_2O_3など）がある。他のハロゲン化揮発性吸入麻酔薬と異なり、セボフルランは（R-O-CH_2F）の部分がルイス酸による攻撃を受けやすい。ガラス瓶はSiO_2のほか、着色のために少量の酸化アルミニウム（Al_2O_3）などを含んでいる。酸化アルミニウムがガラス瓶内でのセボフルラン分解の原因となったルイス酸であると推測されている。活性化された酸化アルミニウムとセボフルランの反応では、まずHFが生成される。HFがガラス瓶内に留まるとSiO_2と反応する。ガラス

瓶は薄くなり最終的に SiF_4 が生成される。

$HF + SiO_2 \rightarrow SiF_4 + H_2O$

SiF_4 は HF と同様に刺激臭のある有毒なガスである。

これまでの事例ではセボフルランの分解は臭いで発見されている。0.04 ppm 以下の HF は臭いで検知できる。一方、安全基準は 3 ppm で 8 時間以内である。50 ppm を 1 時間吸入すると重篤な障害を生じる。

2）分解防止対策
a. ルイス酸阻害

セボフルランの分解を抑制するために Abbott 社では 2 つの対策を考案した。一つはルイス酸阻害薬をセボフルラン内に入れることである。この目的で最も有効だったのは水であったため、アボット社はセボフルラン内に 330 ppm 程度の水を含有させることにし、水添加（water-enhanced）セボフルランと呼ばれている[5]。この水の添加は Abbott 社の特許になっており先発品のセボフルランしか使用していない。海外で販売されているセボフルランの後発品の中にはルイス酸阻害薬としてプロピレングリコールを含有させているものもある。Baxter 社のセボフルランは水は添加されていないが製造工程の過程で含有する 130 ppm 以下の水を含有している。Baxter 社以外の後発品は、より低濃度の水しか含有していない。

b. 容器の変更

もう一つの分解防止対策として考えられたのが容器の変更である。

Abbott 社は、poluethylene naphthalate（PEN）と呼ばれる重合体で作られた容器に変更した。この容器は各種の条件でテストされセボフルランを安定的に保存できることが確認されている。この容器は Abbott 社の特許である。

一方、Baxter 社はアルミニウム製の容器を使用した。アルミニウムは前述のようにセボフルラン分解の原因となるが、この容器は内部をエポキシフェノール樹脂コーティングされておりセボフルランとアルミニウムの直接の接触を避けることができる。欠点としては現在のスープレンがそうであるように内部の液体の残量が視認できないことが挙げられる。

このようにセボフルランを安全に使用するにはなんらかのルイス酸阻害薬の存在と、ガラス瓶以外の容器内での保存が求められる。製造工程でのサビなどの混入も避けなければならない。

3）気化器内での分解

　後発品の増加により、気化器内でのセボフルランの分解が問題となった。気化器は金属製でありルイス酸を含有する。Penlon 社の気化器と水が添加されていないセボフルランとの組み合わせで、気化器ののぞき窓のガラスが腐食している事例が報告された[6]。

　Kharasch ら[7]はいくつかのセボフルラン製剤と気化器との組み合わせで、気化器内のセボフルランが変化するかどうかを検討した。セボフルランとして Minrad 社製（水 19 ppm）、Baxter 社製（水 57 ppm）、および先発のセボフルラン（Abbott 社製、水 352 ppm）の 3 種類を、気化器として Tec7（GE/Datex-Ohmeda 社製）、Vapor2000（Drager 社製）、および Sigma Delta（Penlon 社製）の 3 種類の組み合わせを検討した。気化器内へセボフルランを 250 mL 入れ 40 ℃の状態で保存した。気化器内のセボフルランを 1、2、3 週間後に採取して水の含有量、フッ化物濃度、pH、および不純物濃度を測定した。フッ化物の濃度は Sigma Delta 気化器では先発品のセボフルラン以外は時間とともに上昇し、3 週間後には 600 ppm 以上になった。pH も同様に低下した。それ以外の組み合わせでは変化はみられなかった。不純物の濃度も同様に、Sigma Delta 気化器と Minrad 社製の後発セボフルランとの組み合わせでは時間とともに上昇した。3 週間後には気化器ののぞき窓の腐食がみられた。

　この研究に対しては 40 ℃という通常の室温よりも高い温度での検討であることから批判もあるが、臨床での事例を再現したことは間違いない。後発品のセボフルランを使用する際は、使用する気化器にも注意が必要である。

4）コンパウンド A の産生

　セボフルランは二酸化炭素吸収剤と反応して腎毒性のあるコンパウンド A を産生する。このコンパウンド A の産生に関してもセボフルランの種類によって違いがあることが報告されている。Yue ら[8]は Abbott 社のセボフルランと Baxter 社の後発品（セボネス）と 3 種類の二酸化炭素吸収剤との組み合わせでコンパウンド A の産生を検討した。二酸化炭素吸収剤の Dragersorb でコンパウンド A の産生が多く、Dragersorb との組み合わせではセボネスが Abott 社のセボフルランよりもコンパウンド A 濃度が高かった。その他のセボフルランでコンパウンド A の産生についての検討はなされていないが、セボネスより水分含有の少ない後発品ではより高濃度のコンパウン

ド A が発生する可能性も考えられる。後発品を使用する場合は二酸化炭素吸収剤にも注意が必要である。

3 臨床での使用

それでは先発品と後発品で臨床使用上の違いはないのだろうか。Portellaらのブラジルからの報告が興味深い[9]。

ブラジルには 4 種類のセボフルラン製剤がある。
① Abbott 社の Sevorane（PEN 容器＋水 300 ppm）
② BioChimico 社の後発セボフルラン（ガラス容器、水は 65 ppm）
③ Sevocris（ガラス瓶で、ルイス酸阻害薬として proplene glycol 入り）
④ Baxter 社製

この研究では、①と②をブラインドで麻酔に使用して、臨床的に差があるのかどうかを検討している。

グループは 2 群でセボフルラン使用群と後発品使用群。症例は計 64 例。麻酔は前投薬にミダゾラム 7.5 mg（これを拮抗するため全例フルマゼニルを覚醒時に投与）。フェンタニル、プロポフォールで導入し、セボフルランで維持。フェンタニルは 5 μg/kg を初回、あとは SEF が 15 Hz を超えたら 0.1 μg/kg を追加投与。BIS が 40〜45 になるようにセボフルラン濃度を調節。術中の血圧、心拍数、SEF と BIS、麻酔終了から覚醒までの時間を記録して検討した。

術中のパラメータに群間差はなかった。麻酔終了から開眼までの時間は、セボフルラン群 13.9 min、後発品群 10.3 min、命令により握手するまでの時間も、セボフルラン群 15.4 min、後発品群 11.9 min であり、どちらも後発品が早かった。

考察では、ジェネリックは覚醒が早いと書かれているが機序については考察されていない。解釈は難しいが、いずれにしても両者は同等ではない可能性がある。

まとめ

このようにセボフルランは製造、保存に異物の混入などがない高度な製造工程が必要な医薬品である。また、吸入で使用することから万一、HF などを発生した薬剤を使用すると患者に重篤な障害を与える可能性がある。これ

までのところ先発品と後発品ではその安全性や麻酔薬としての効果について必ずしも同等でない可能性がある。後発品を使用する際は、例えば気化器への注入時に、瓶に異常がないか、いつもと違う臭いがしないかなどを確認して使用すべきである。

【文　献】

1) 森本康裕. ご存じでしたか？ セボフルランの製造工程. LiSA 2011；16：760.
2) Baker MT. Sevoflurane：are there differences in products? Anesth Analg 2007；104：1447-51.
3) Leary JP. Contaminated sevoflurane use reported from NY state. APSF News letter 1997；winter.
4) Callan C. Maker follows up on sevoflurane problem. APSF News letter 1997；spring.
5) McLeskey CH. Anesthesiologist executive reports how Abbott made sevoflurane safer. Water stops formation of highly toxic acid. APSF News letter 2000；fall.
6) Gupta A, Ely J. Faulty sevoflurane vaporizer. Anaesthesia 2007；62：421.
7) Kharasch ED, Subbarao GN, Cromack KR, et al. Sevoflurane formulation water content influences degradation by lewis acids in vaporizers. Anesth Analg 2009；108：1796-802.
8) Yue IL, Yi-cong LI, Yi-nan Z, et al. Degradation products of different water content sevoflurane in carbon dioxide absorbents by gas choromatography-mass spectrometry. Chin Med J 2011；124：1050-4.
9) Portella AAV, Laurencel SM, Rosa DM, et al. A double-blind comparative study between generic sevoflurane and Sevorane. Rev Bras Anestesiol 2010；60：466-74.

11 薬物動態パラメータって何?

木山　秀哉

はじめに

　「PK パラメータって何?」という謎を考える以前に、「なぜ面倒な薬物動態学を学ばなければならないのか?」自体が謎かもしれない。読者の多くは使用経験どころか、薬物名を耳にしたことすらないかもしれないが、ちょっと（?）昔（30〜40 年前）の麻酔を振り返ってみよう。亜酸化窒素・メトキシフルランによる維持、パンクロニウムで筋弛緩を得る麻酔では手術終了 2 時間くらい前からメトキシフルラン濃度を下げ始めないと、手術室で覚醒させ抜管することは難しかった。閉腹時、外科医に「腹が固い」と苦情をいわれて渋々パンクロニウムを追加投与すると、しばらく筋弛緩を拮抗できずに陽圧換気を続けなければならなかった。薬物動態学・薬力学という分野は発展途上で、「薬物濃度」を考える習慣も無かった。時は流れて 2015 年、デスフルラン/レミフェンタニル/ロクロニウムの麻酔で覚醒が遅れて術後長時間の人工呼吸を要することはほぼ皆無である。短時間作用性の優れた薬物を手中にした現代の麻酔科医に薬物動態学は本当に必要なのだろうか?

　期待する効果を得るために麻酔科医は薬物を投与する。副作用を最小限に抑えつつ、目的とする効果が得られるのが理想的である。効果を決定する主な因子は作用部位における薬物濃度である。薬物動態学 pharmacokinetics（PK）はボーラスあるいは持続投与された薬物の濃度が体内各所で時間的にどのように推移するかを考察する。麻酔科医が術中に投与している薬物の効果の多くは、術後不要であるどころか、むしろ有害である。したがって薬物の効果がどの程度持続して、いつ消失するかを意識した投与が必須になる。PK を学ぶことで、「投与量と濃度の関係」を考えた投与が可能になる。

　成書で PK の章を開いた途端、見慣れない記号や数式が目に飛び込んできて、多くの麻酔科医の読書意欲を削ぐことになる。しかし、基本概念を理解

すればPKは恐れるに足らない。早速「分布容積」「速度定数」「クリアランス」「k_{e0}」の謎解きを始めよう。

　レミフェンタニルやプロポフォールの持続静脈内投与による麻酔導入時、薬物が静脈内に入り始めても患者の状態（意識、自発呼吸、血圧など）がただちに変化するわけではない。一方、少し多めに薬物を投与すると血圧低下、徐脈などの副作用が強く現れることも日常しばしば経験する。効果を発揮する部位（脳、心筋、末梢血管など）における薬物濃度（concentration）の大小によって生じる効果（effect）が決まるわけである。呼気終末濃度をリアルタイムで測ることができる吸入麻酔薬と異なり、静脈内に投与される薬物濃度の実測は難しいので、シミュレーションソフトウェアなどを用いて濃度の推移を考えながら投与することが大切である。ある量（dose）を投与（ボーラスあるいはインフュージョン）したとき、その後薬物濃度がどのように変化するかを考えることが薬物動態学の本質である。「横軸に時間、縦軸に薬物濃度をプロットしたグラフを描くこと」とも言い換えられる。一杯のコーヒーに入れる砂糖の量Dによってコーヒー中の砂糖濃度Cが定まり、その濃度しだいで「甘い」あるいは「苦い」という効果Eが生じると考えれば、三者の関係をイメージ化することは容易だろう。静脈あるいは標的組織内に存在する薬物の濃度は、血液ガスや血糖値のように手軽に測定できないため、「薬物動態モデル」と「投与履歴」に基づいて予測するわけである。ここに登場する「薬物動態モデル」とは一体何のことで、そもそもどのようにして作成されるのだろう？

1 薬物動態モデル（PKモデル）の作成とその本態

　PKモデルの作成は、背景（年齢、性別、体格など）が比較的均一な健常被験者に薬物を投与、経時的に採血して血中濃度（動脈あるいは静脈）の推移を記録することから始まる。得られた濃度データの時間変化をグラフ化する（多くの場合、濃度軸は対数スケールにする）ことで、モデルの「形」が見えてくる。PKモデルは血液循環の源となる心臓、麻酔薬の作用部位である脳、血流豊富な肝・腎、のように組織別の血流を考慮する「解剖・生理学的モデル」と、得られた片対数グラフに最も近似することを主眼にした単純な「数学的モデル」に大別される。前者は、薬物が血流に乗って各臓器に運

図1に示すグラフ：

$$\log_{10} C = \log_{10} C_0 - kt$$

$$\therefore C = C_0 \, 10^{-kt} = C_0 \, e^{-\alpha t}$$

$$\alpha = k \log_e 10 = 2.3026 \times k$$

$$C(t) = C_0 \, e^{-\alpha t} = A e^{-\alpha t}$$

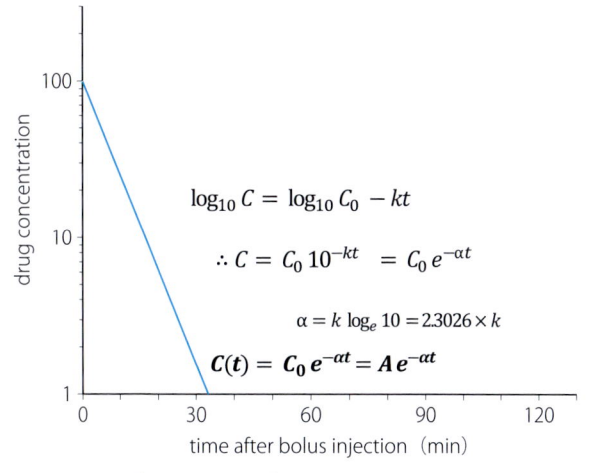

図1　1-コンパートメントモデルの薬物濃度変化（片対数グラフ）

ばれるイメージを描きやすいが、演算が複雑になるのが欠点である。そこで実際には静脈麻酔薬、鎮痛薬のPKは後者を用いて純粋な数学計算として取り扱う。

2 片対数グラフの形でモデルが決まる

1）1-コンパートメントモデル

　薬物濃度の経時変化が片対数グラフで直線になる場合（図1）、濃度 C は時間 t の関数 $C(t)$ として（式1）で表わされる：

$$C(t) = C_0 e^{-kt} \quad \cdots\cdots\cdots\cdots\cdots\cdots\cdots（式1）$$

　ここで e（＝2.71818…）の右肩に乗る指数、$-kt$ は無次元であるから当然 k は時間の逆数の単位をもつ。C_0 は直線を時刻 $t=0$ に外挿することで求められる定数である。両辺の対数をとると：

$$\log_e C(t) = \log_e C_0 - kt$$

のように、t の一次関数になり、片（自然）対数グラフで傾き $-k$ の直線であることを確認できる。縦軸を常用対数にした場合の傾き k' は次式で与えられる：

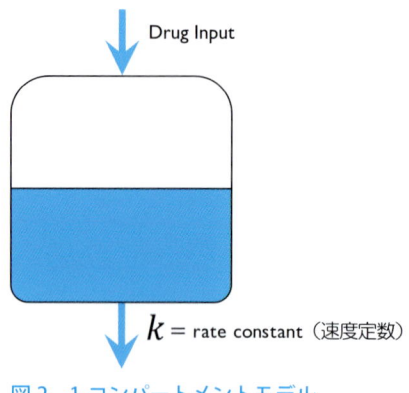

図2　1-コンパートメントモデル

$$k' = \frac{k}{\ln 10}$$

　（式1）のように指数関数項が1つだけの式で濃度変化が説明される場合、生体がたった1つの区画（コンパートメント）から成っていると考えることができ、これを1-コンパートメントモデルと称する。底に穴が開いているコップから水が漏れるイメージである（図2）。コップの容積と底の穴から漏れる速度を規定すれば、図1の状態は一意に定まる。コップの容積に相当するものが薬物の分布容積（Vd_{ss}；distribution Volume at steady state）、穴からの漏出速度を規定する定数が上に登場した k で、消失速度定数（elimination rate constant）と呼ぶ。1-コンパートメントモデルでは体外に失われるのでこのように呼ぶが、複数のコンパートメントから成るモデルでは移行定数あるいは単に速度定数ともいわれる。本稿でも適宜、これらの用語を使い分ける。薬物をボーラス投与する場合、初期投与量（initial loading dose）、コンパートメント容積 V_1、時刻 $t = 0$（投与直後）の薬物濃度 C_0 には次の関係が成り立つ：

　　　Loading Dose = $C_0 \times V_1$・・・・・・・・・・・・（式2）

　すなわち、コンパートメント容積 V_1 は初期投与量を決定する因子である（図3）。一方、速度定数 k は薬物濃度低下の速さを規定する因子で、値が大きいほど、ボーラス投与後に薬物濃度は速やかに低下する（図4）。

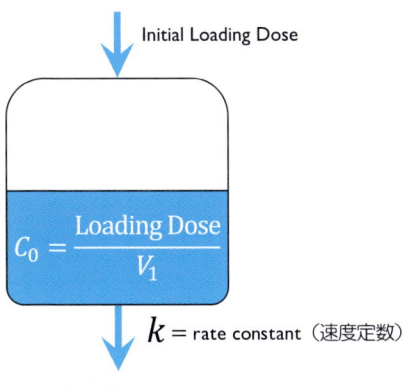

図3　初期投与量

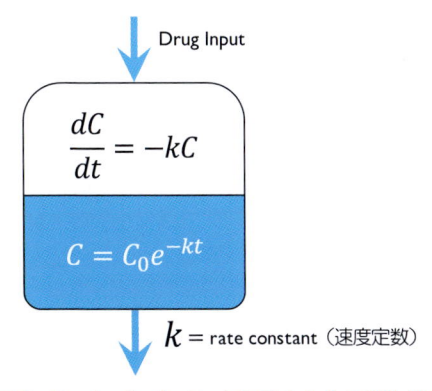

図4　1-コンパートメントモデルからの薬物排出

2) 3-コンパートメントモデル

　残念ながら静脈麻酔薬の薬物動態は1-コンパートメントモデルで説明できるほど単純ではない。片対数グラフでは、直線ではなく2か所の変曲点をもつことが明らかである（図5）。変曲点の数をnとしたとき、コンパートメントの数は$(n+1)$個になる。すなわち多くの静脈麻酔薬のPKは3-コンパートメントモデル（図6）で表現できる。数学的には（式3）のようになる：

$$C(t) = Ae^{-\alpha t} + Be^{-\beta t} + Ce^{-\gamma t} \cdots\cdots\cdots\cdots（式3）$$

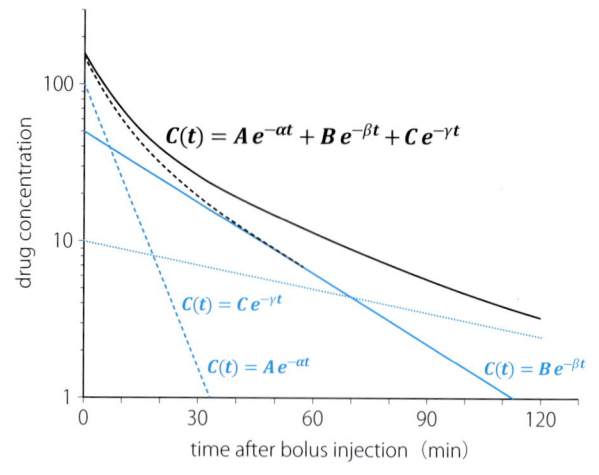

図5　3-コンパートメントモデルの薬物濃度変化（片対数グラフ）

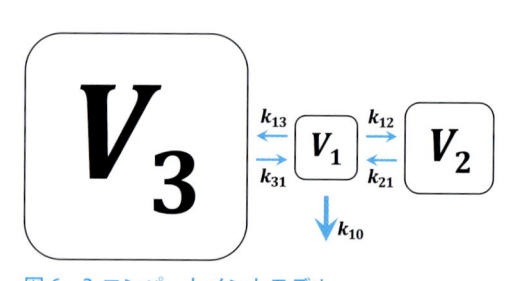

図6　3-コンパートメントモデル

3 各コンパートメントは何を表わしているのか？

図6を表現する定数は各コンパートメントの容積 V_i（$i=1$、2、3）と、コンパートメント間の薬物移行にかかわる速度定数 k_{ij}（$i=1$、2、3；$j=0$、1、2、3）である。簡潔にいえば PK モデルとは、これら V_i と k_{ij} の数値の集まりに過ぎない。

1) コンパートメント容積

単位は ［L］または［L/kg］である。薬物が直接投与される（中央）コンパートメントを V_1 あるいは V_c、これと連結するコンパートメントを V_2 お

図7　各コンパートメントの名称

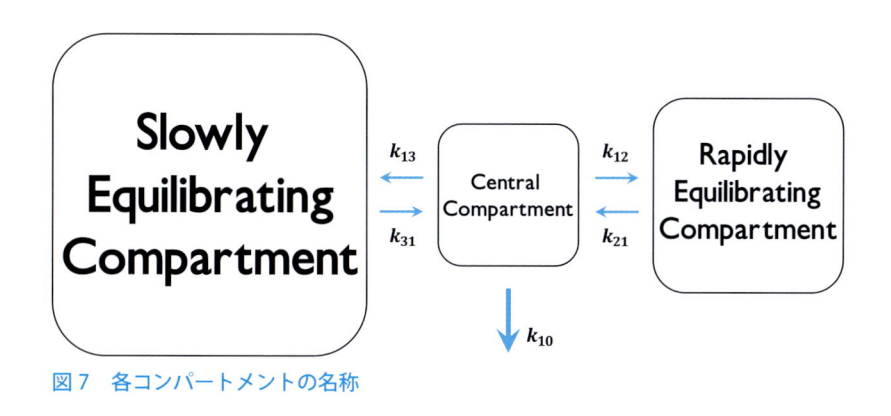

よび V_3 と名付ける。なお、本稿では中央コンパートメントの記号は V_1 に統一する。V は *Volume* の頭文字で、コンパートメント容積の意であるが、コンパートメント自体の記号として使われることもある。V_1 を血漿、V_2 を肝、腎のような血流の豊富な臓器組織、V_3 を骨、皮膚などの血流の少ない組織と説明している記載を見かけるが、これは明確な誤りである。各コンパートメントは、薬物濃度推移がグラフ（図5）に近似するように数学的に容積を求めたに過ぎないので、解剖学的意味は全くない。次項で述べる速度定数の大小（$k_{12} > k_{13}$）により、V_2 を「急速に平衡に達するコンパートメント（rapidly equilibrating compartment）」、V_3 を「緩徐に平衡に達するコンパートメント（slowly equilibrating compartment）」と呼ぶ（図7）。あくまで「急速」「緩徐」は相対的なものである。各薬物は固有の PK モデルをもち、コンパートメント容積 V_i も当然異なる。また同一薬物であっても複数のモデルがある場合（例：プロポフォールの Marsh あるいは Schnider モデル）、選択したモデルによって V_i は異なる値をとる。

2）速度定数

　コンパートメントが1つだけの場合、薬物の排出経路も1つだけである。体外へ非可逆的に排出されることで薬物濃度が低下する。k_{ij} は i 番目のコンパートメントから、j 番目のコンパートメントへの移行によって単位時間当たり V_i の何％から薬物が消失するかを表わす定数である（図8）。体内の移動ではなく、体外に非可逆的に失われる場合は $j = 0$ とする。

V_i から V_j への移行によって単位時間あたり、V_i の何％から薬物が消失するか？

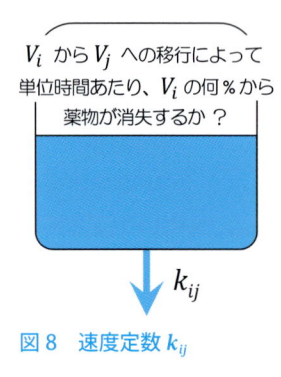

k_{ij}

図8　速度定数 k_{ij}

表1　プロポフォール2つのPKモデル

	Marsh	Schnider
V_1 [mL/kg]	228	4.27 [L]
k_{10}	0.119	f (Wt, Ht, LBM)
k_{12}	0.112	f (Age)
k_{21}	0.055	f (Age)
k_{13}	0.042	0.196
k_{31}	0.0033	0.0035
k_{e0}	0.26	0.456
TTPE [min]	4.5	1.69

3) クリアランス

　コンパートメント容積と速度定数の積は、単位時間に薬物が除去される体積を表わすことになり、これをクリアランスと称する。PK モデルはコンパートメント容積と速度定数で表わすことが多いが、クリアランスで表記されている場合、$Cl_{ij} = V_i \times k_{ij}$ の関係から速度定数を算出できる。

4　プロポフォール：2つのPKモデルの違い

　2014 年秋の時点で、一般に臨床使用可能な TCI（target-controlled infusion；目標濃度調節持続投与法）は AstraZeneca 社の Diprivan® キットを用いる方法が唯一で、これは Marsh の PK モデルを採用している。ヨーロッパやアジアの一部ではジェネリックプロポフォール製剤や、オピオイドの TCI がすでに臨床応用されている。いわゆる open TCI 対応のインフュージョンポンプが日本市場にいつ登場するかは不明であるが、open TCI 解禁に備えてプロポフォールの PK モデル（Marsh[1] および Schnider[2]）の詳細を知ることは意味があるだろう。モデルを規定する定数を眺めてみよう（表1）。大きな相違は次の2点である：

1) 中央コンパートメント容積 V_1

　Marsh モデルでは $V_1 = 0.228$ [L/kg] と体重に比例するのに対して、

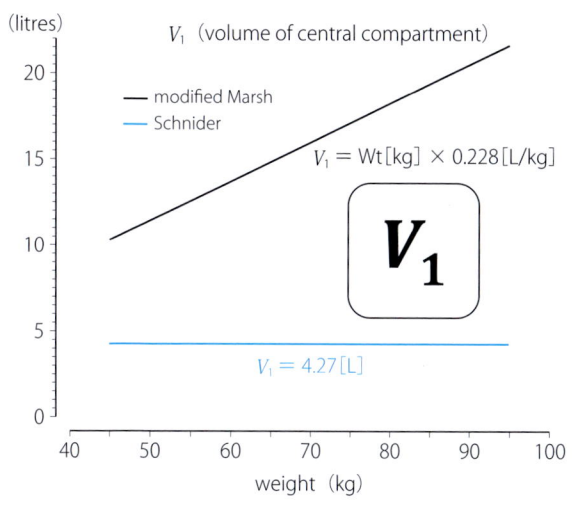

図9 中央コンパートメント容積
（プロポフォールの2つのPKモデル）

Schniderモデルは体重と無関係に$V_1 = 4.27$［L］と一定値である。明らかに成人ではMarshモデルのV_1がSchniderモデルのそれを上回る（図9）。前述の（式2）により初期投与量はV_1に比例するから、麻酔導入時の初期目標濃度を同じ数値（例えば3 μg/mL）に設定しても実際に急速投与（ポンプの最大投与速度1,200 mL/hr）されるプロポフォール量はSchniderモデルのほうが有意に少ない。これは高齢者や血液量が減少している患者の循環抑制を軽減する利点になるかもしれない。

2）速度定数 k_{10}、k_{12}、k_{21}

　Schniderモデルでは速度定数k_{10}は体重、身長、除脂肪体重LBM（lean body mass）の多変数関数になる。そしてLBM自体が性別、体重、身長によって決まる値である。さらにコンパートメントV_1、V_2間の双方向薬物移動を表わすk_{12}とk_{21}は年齢の関数である。一方、これらの値はMarshモデルではすべて定数である。持続投与開始後早期、つまりV_2の薬物濃度がV_1濃度に比べて有意に低い間、中央コンパートメント濃度の低下は（$k_{10} + k_{12}$）の大小で決まるといえる。18～95歳のk_{12}とk_{21}を描いたグラフ（図10）から、85歳未満のk_{12}はSchniderモデルがMarshモデルより

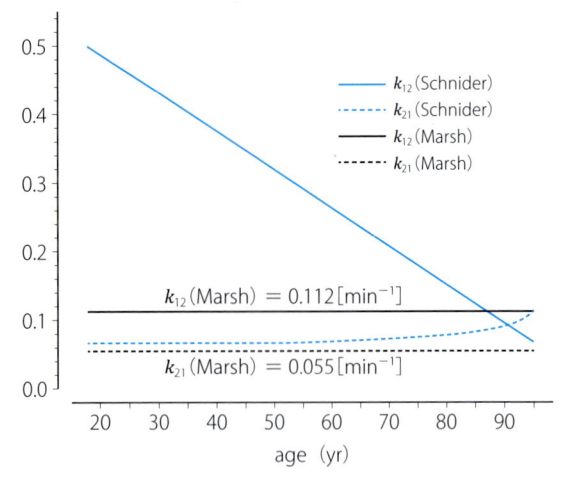

図 10　Marsh, Schnider モデルの k_{12} と k_{21}

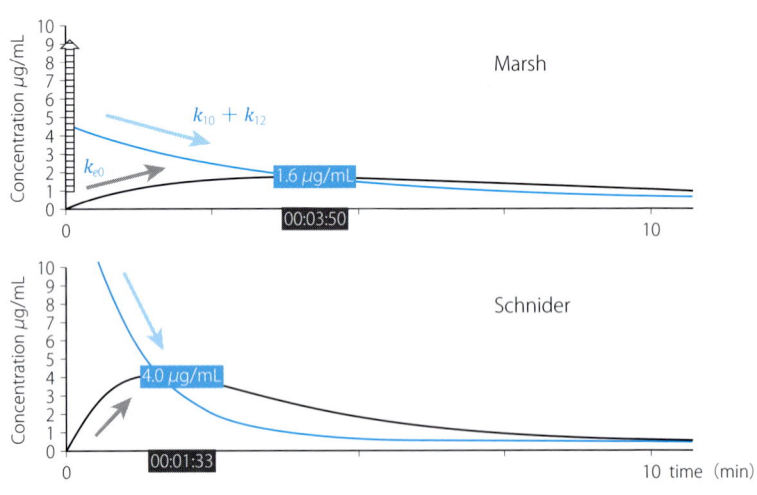

図 11　プロポフォールボーラス投与後の濃度変化（Marsh, Schnider）

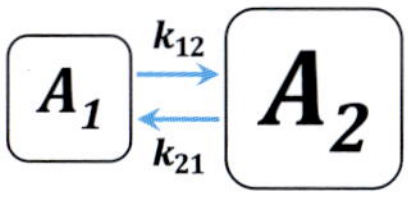

$$\frac{dA_1}{dt} = k_{21} \cdot A_2(t) - k_{12} \cdot A_1(t)$$

$$\frac{dA_2}{dt} = k_{12} \cdot A_1(t) - k_{21} \cdot A_2(t)$$

図12　2-コンパートメントモデル

も有意に大きく、k_{21} は両者でほぼ同じであることがわかる。したがってSchnider モデルは Marsh モデルに比べて、ボーラス投与後のプロポフォール濃度低下がより速やかであると予測する（図11）。

5 微分方程式：PK から麻酔科医を遠ざける元凶？

　高校数学Ⅲで微分方程式を学ぶ機会が減り、PK 理解の妨げになっている。いきなり直面すると拒絶反応を示す人もいるだろうが、一段階ごとに確実に理解すれば決して難しいものではない。ある時刻 t において容積 V_1 のコンパートメントから容積 V_2 のコンパートメントに速度定数 k_{12} で薬物が移行し、逆方向（$V_2 \rightarrow V_1$）は速度定数 k_{21} で移行する状態を考える（図12）。コンパートメント 1、2 それぞれの薬物濃度を $C_1(t)$、$C_2(t)$、薬物の絶対量を $A_1(t)$、$A_2(t)$ とすれば、微小時間 Δt におけるコンパートメント 1 の薬物変化量 ΔA_1 は下記の式で表わされる：

$$\Delta A_1 = V_2 \cdot k_{21} \cdot \Delta t \cdot C_2(t) - V_1 \cdot k_{12} \cdot \Delta t \cdot C_1(t) \cdots (式4)$$

　右辺第 1 項はコンパートメント 2 から 1 への流入量、第 2 項はコンパートメント 1 から 2 への流出量を表わす。（式4）の両辺を Δt で除したのち、Δt を無限小に近づけるとこれは微分の定義である：

$$\lim_{\Delta t \to 0} \frac{\Delta A_1}{\Delta t} = \frac{dA_1}{dt} = V_2 \cdot k_{21} \cdot C_2(t) - V_1 \cdot k_{12} \cdot C_1(t)$$

コンパートメント内の薬物量はコンパートメント容積と薬物濃度の積、すなわち $A_i(t) = V_i \times C_i(t)$ であるから、上式は次のように書き換えられる：

$$\frac{dA_1}{dt} = k_{21} \cdot A_2(t) - k_{12} \cdot A_1(t)$$

　同様にしてコンパートメント 2 の薬物量の時間的変化は：

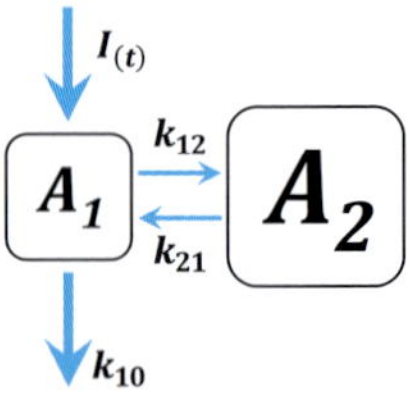

$$\frac{dA_1}{dt} = I(t) + k_{21} \cdot A_2(t) - (k_{10} + k_{12}) \cdot A_1(t)$$

$$\frac{dA_2}{dt} = k_{12} \cdot A_1(t) - k_{21} \cdot A_2(t)$$

図13 外部からの流入・外部への流出がある2-コンパートメントモデル

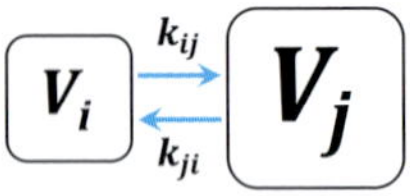

$$V_i \cdot k_{ij} \equiv V_j \cdot k_{ji}$$

図14 コンパートメント容積と速度定数の関係

$$\frac{dA_2}{dt} = k_{12} \cdot A_1(t) - k_{21} \cdot A_2(t)$$

薬物がコンパートメント1、2の間を移動するだけで外部からの投与、外部への排出がなければ、薬物の総量は不変であるから次式が成り立つ：

$$\frac{dA_1}{dt} = -\frac{dA_2}{dt}$$

図13のように薬物の流入・流出経路が増えても単に右辺の項が増すだけで式の基本形は変わらない。再び（式4）に戻り、十分な時間が経過（$t \to \infty$）して2つのコンパートメントの薬物濃度が等しくなった場合〔平衡状態；$C_1(\infty) = C_2(\infty) = C(\infty)$〕を考える。このとき、コンパートメント間には濃度勾配が存在しないから実質的な薬物移動は生じない、つまり $\Delta A_1 = 0$ である。したがって（式4）は次のようになる：

$$0 = V_2 \cdot k_{21} \cdot \Delta t \cdot C_2(\infty) - V_1 \cdot k_{12} \cdot \Delta t \cdot C_1(\infty)$$

$$= (V_2 \cdot k_{21} - V_1 \cdot k_{12}) \cdot \Delta t \cdot C(\infty)$$

$$\therefore \quad V_2 \cdot k_{21} = V_1 \cdot k_{12} \quad \cdots \cdots \cdots \cdots （式5）$$

(式 5) は、より普遍的に次のように表わすことができる（図 14）：
$V_i \cdot k_{ij} \equiv V_j \cdot k_{ij}$

6 効果部位：PK 最大の謎？[3]

　薬物の投与後、実際に効果が生じるまでに時間的な遅れがあることは日々の臨床で経験するところである。しかし PK モデルでは十分に中央コンパートメント V_1 の濃度が高くなっていると予測する。患者の臨床的状態（意識、呼名反応の有無など）と予測濃度が大きく乖離することを説明するために「効果部位」という仮想的概念がつくられた。PC や携帯端末、手術室の電子麻酔記録上で作動する薬物濃度シミュレータが普及して「効果部位濃度」は馴染み深いものになりつつあるが、現実には存在しない部位の濃度をどのように予測しているのかを考えてみよう。

7 薬物効果の代理指標

　麻酔薬やオピオイド鎮痛薬の効果は、通常「呼びかける、肩を軽く叩く」などの刺激に対する反応の有無（all or none）で評価しているが、これらの方法では連続変数として効果を表わすことができない。そこで脳波波形を変換して得られる数値（BIS、SEF など）を代理指標とすることが多い。オピオイド鎮痛薬は濃度依存性に脳波を徐波化するので、例えばフェンタニル濃度の増加に伴い、SEF_{95}（全周波数帯域にわたる脳波パワーの 95% が、その値以下に含まれるスペクトル端周波数）は減少する[4]（図 15）。10 分間のレミフェンタニル持続投与中に SEF_{95} をモニターして、血中濃度と SEF_{95} の関係を描いたグラフ（図 16）から、同じ濃度（例：30 ng/mL）に全く異なる 2 つの SEF_{95}（17 Hz、6 Hz）が対応することがわかる[5]。この不合理は「血中」濃度を効果と結び付けたことによって生じるものである。そこで従来の 3-コンパートメントモデルに新たなコンパートメントを付加して、その部位における薬物濃度推移が代理指標と時間的に合致するように速度定数を定める（図 17）。この人為的な新コンパートメントを便宜上「効果部位（effect-site）」と呼ぶが、他のコンパートメント（V_1、V_2、V_3）と同様、特定の解剖学的部位を示すものではない。効果部位 V_e には、以下の前提条件がある：

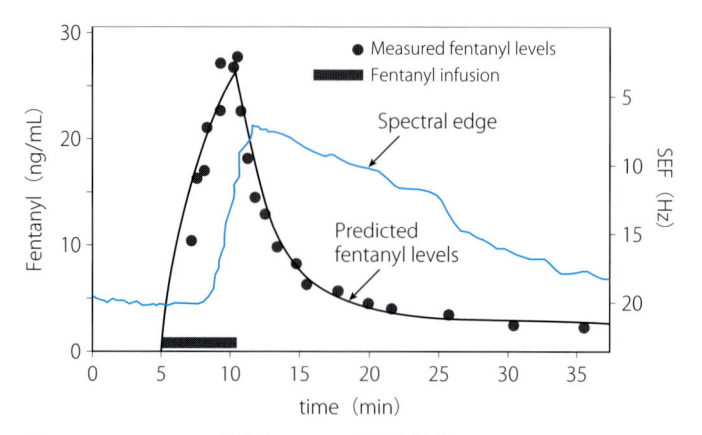

図15 フェンタニル濃度とSEFの時間的推移
〔Scott JC, Ponganis KV, Stanski DR. EEG quantitation of narcotic effect：the comparative pharmacodynamics of fentanyl and alfentanil. Anesthesiology 1985；62：234-41. figure 3（p.237）より引用〕

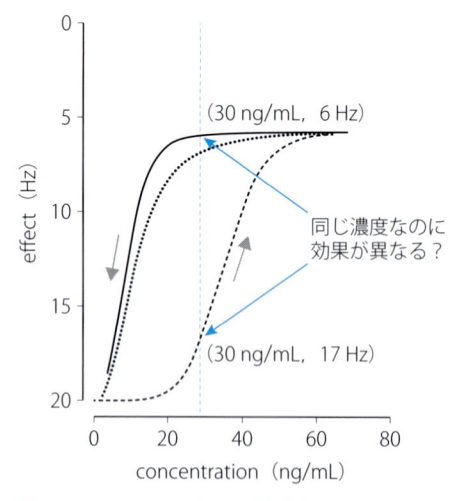

図16 レミフェンタニル濃度とSEFの関係
〔Schnider TW, Minto CF. Chapter 5 Principles of pharmacokinetics In：Evers AS, Maze M, Kharasch ED, editors. Anesthetic Pharmacology. 2 ed. Cambridge University Press；2011. p.57-71. figure 5, 6（p.64）より引用〕

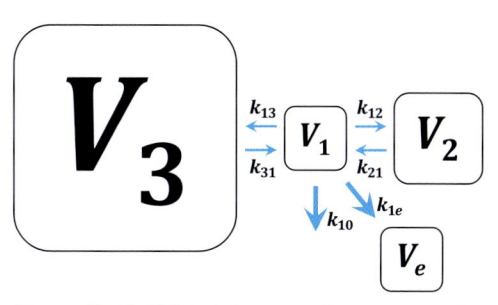

図17　効果部位を加えた3-コンパートメントモデル

1) 効果部位は中央コンパートメント V_1 との間でのみ、薬物の流入・流出がある。
2) 効果部位の容積は中央コンパートメントに比べて無視できるほど小さい（$V_e \ll V_1$）。
3) したがって効果部位に存在する薬物量 A_e も、中央コンパートメント内の薬物量よりも有意に少なく、効果部位から中央コンパートメントに薬物が移行しても、C_1 にはなんら影響しない。
4) PKモデル上は効果部位から中央コンパートメントへ薬物が移行して、効果部位濃度が低下するわけであるが、上記3)により効果部位から直接体外に薬物が失われると（便宜上）考えても問題は生じない。
5) そのため本来、k_{e1} と表記すべき移行定数を k_{e0} と書き換えて説明することが習慣的である。

図17に示す3-コンパートメントモデルにおいて中央コンパートメントと効果部位だけに注目したのが図18である。効果部位の薬物量 A_e の時間的変化は次式で表わされる：

$$\frac{dA_e}{dt} = k_{1e} \cdot A_1 - k_{e0} \cdot A_e$$

$k_{1e} \cdot V_1 \equiv k_{e0} \cdot V_e$ であることから上式は以下のように変形される：

$$\frac{dA_e}{dt} = k_{e0} \cdot \frac{V_e}{V_1} \cdot A_1 - k_{e0} \cdot A_e$$

$$= k_{e0} \left(\frac{V_e}{V_1} \cdot A_1 - A_e \right)$$

両辺を V_e で除して、$A_i = V_i \times C_i$ の関係を用いて書き換えると：

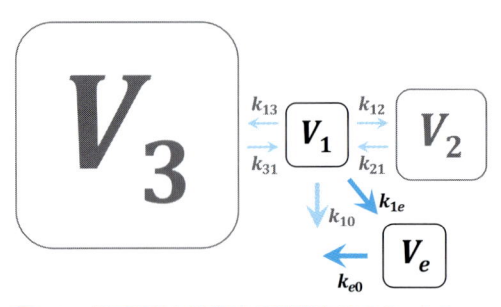

図 18　効果部位に関係する速度定数の k_{1e} と k_{e0}

$$\frac{dC_e}{dt} = k_{e0}(C_1 - C_e) \cdots\cdots\cdots\cdots\cdots(式6)$$

　TCI 投与時のように中央コンパートメント濃度 C_1 が一定であるとすれば、（式6）は効果部位濃度 C_e と時間 t を変数とする微分方程式で、その解は次のようになる。

$$C_e = C_1(1 - e^{-k_{e0}t}) \cdots\cdots\cdots\cdots\cdots(式7)$$

　（式7）から十分長い時間（$t \to \infty$）経過すれば $e^{-k_{e0}t} \to 0$ なので、$C_e = C_1$ になる（平衡状態）。

　効果部位濃度が最終到達濃度 C_1 の半分になるまでの時間を $T_{1/2}$ とおくと（図19）、

$$\frac{1}{2}C_1 = C_1(1 - e^{-k_{e0}T_{1/2}})$$

$$\frac{1}{2} = e^{-k_{e0}T_{1/2}}$$

$$\therefore \ \ln 2 = k_{e0} \times T_{1/2}$$

つまり中央コンパートメントと効果部位が平衡に到達する速さと関連するパラメータ $T_{1/2}$ は k_{e0} と反比例する。例えばレミフェンタニルの PK モデル（Minto）は k_{e0} を年齢 Age の一次関数として次式で与えている[6]

$$k_{e0}(\text{min}^{-1}) = 0.595 - 0.007 \times (\text{Age} - 40)$$

　この式によれば高齢者ほど k_{e0} が小さくなるので、同量のレミフェンタニルを投与しても効果部位濃度は若年者の場合よりも緩徐に増加することが理解できる。一般に高齢者では投与した薬物の効果発現が若年者よりも遅れる。それを単純に「効果不十分」と速断して追加投与すると、しばらくして

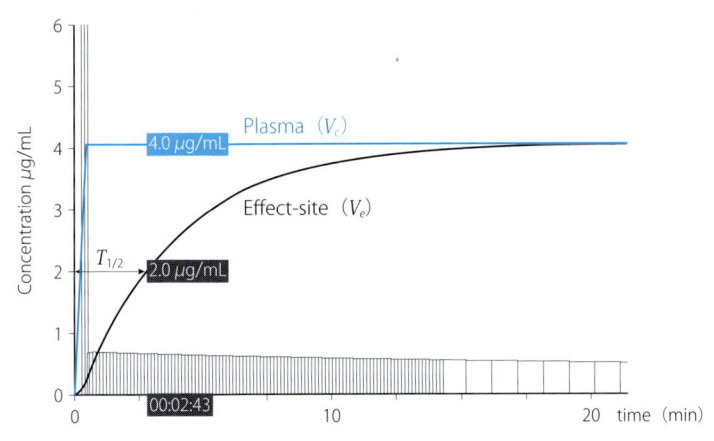

図19　効果部位濃度が最終到達濃度の半分になるまでの時間 $T_{1/2}$

から効果部位濃度が上昇して呼吸・循環系の副作用が強く現れる。追加投与を行う前に、十分な時間待つことが重要である。

まとめ

　麻酔科学の本とも思えぬ数式の羅列に、途中で「試合放棄」した読者もいるであろう中、最後まで読んでいただき感謝します。「薬物動態パラメータの謎」が少しでも解けることを願います。

1. 薬物動態学の研究対象は「薬物投与後、濃度がどのように推移するか」である。
2. 濃度変化を説明するためのPKモデルには、数学的なコンパートメントモデルと、解剖・生理学的モデルがあり、静脈麻酔薬の多くには前者が適用される。
3. コンパートメントモデルの本質は、コンパートメント容積 V_i と速度定数 k_{ij} の集まりである。
4. 各コンパートメントに解剖学的意味は全くない。
5. コンパートメント V_i から V_j への移行によって単位時間に薬物が除去される容積の V_i に対する割合を**速度定数 k_{ij}** と呼び、次元は時間の逆数である。
6. コンパートメント容積 V_i と速度定数 k_{ij} を掛けると、単位時間に薬物が

除去される容積になり、これを<u>クリアランス Cl_{ij}</u> と称する。
7. プロポフォールの PK モデルは Marsh と Schnider モデルが広く用いられている。
8. 2 コンパートメントモデルの、コンパートメント V_2 に存在する薬物量 A_2 の時間変化は次式で表わされる：
$$\frac{dA_2}{dt} = k_{12} \cdot A_1(t) - k_{21} \cdot A_2(t)$$
9. 各コンパートメントの薬物濃度が等しい（$C_i = C_j$）平衡状態では任意の n について、
$$\frac{dA_n}{dt} = 0$$
10. コンパートメント V_i、V_j 間の速度定数を k_{ij}、k_{ji} とするとき、普遍的に次の関係が成り立つ：
$$V_i \cdot k_{ij} \equiv V_j \cdot k_{ji}$$
11. 効果部位濃度 C_e の経時変化は<u>効果の（代理）指標の経時変化と合致する</u>。
12. 効果部位の容積 V_e は中央コンパートメントの容積 V_1 に比べて無視できるほど小さい（$V_e \ll V_1$）ので、<u>速度定数 k_{e1} を k_{e0} と書き換えることができる</u>。
13. 効果部位濃度の経時変化は速度定数 k_{e0}、および中央コンパートメントと効果部位の濃度差 $|C_1 - C_e|$ によって説明される。
14. <u>効果部位濃度が最終的な平衡状態における濃度（目標濃度）の 50% に達するまでの時間を $T_{1/2}$ と称し、これは効果部位の消失速度定数 k_{e0} と反比例する</u>。
$$\ln 2 = k_{e0} \times T_{1/2}$$
したがって k_{e0} が大きいほど、中央コンパートメント濃度 C_1 が変化したとき、C_1 と C_e はより短時間で新たな平衡に達する。

【文　献】

1) Marsh B, White M, Morton N, et al. Pharmacokinetic model driven infusion of propofol in children. Br J Anaesth 1991；67：41-8.
2) Schnider TW, Minto CF, Gambus PL, et al. The influence of method of administration and covariates on the pharmacokinetics of propofol in adult volunteers. Anesthesiology 1998；88：1170-82.
3) 木山秀哉. 効果部位って何？ k_{e0} の謎に迫る. LiSA 2013；20：1056-62.

4) Scott JC, Ponganis KV, Stanski DR. EEG quantitation of narcotic effect : the comparative pharmacodynamics of fentanyl and alfentanil. Anesthesiology 1985 ; 62 : 234-41.
5) Schnider TW, Minto CF. Chapter 5 Principles of pharmacokinetics. In : Evers AS, Maze M, Kharasch ED, editors. Anesthetic Pharmacology. 2 ed. Cambridge University Press ; 2011.
6) Minto CF, Schnider TW, Egan TD, et al. Influence of age and gender on the pharmacokinetics and pharmacodynamics of remifentanil. I.Model development. Anesthesiology 1997 ; 86 : 10-23.

12 開腹手術での輸液はボルベンを積極的に使用すべきか？

渕辺　誠

はじめに

　著者が今から約20年前に麻酔科に入局したころ、当時の一般的な開腹手術の麻酔管理は、術中の鎮痛と筋弛緩作用を硬膜外麻酔で担う、硬膜外麻酔を主体にした全身麻酔であった。途中で筋弛緩薬や麻薬を追加投与するのは下手な麻酔管理とみなされ、筋弛緩薬投与は導入時のみ、麻薬の使用は導入時のフェンタニルと硬膜外腔に投与する塩酸モルヒネだけが許されていた。そういう状況なので硬膜外麻酔による交感神経遮断で惹起される血圧低下はほぼ全例で認められ、それに対して晶質液大量負荷で対処する循環管理はあたりまえのことであった。出血量が1,000 mLを超えるようなときには晶質液に加え、HES（hydroxyethyl starch）70/0.5製剤のサリンヘス®やヘスパンダー®を1,000 mLを上限として使用した。さらに出血量が増えて2,000 mLを超えるような症例では濃厚赤血球の投与と5%アルブミン製剤をあたりまえのように投与した。

　2004年に日本麻酔科学会から発刊された医薬品等適正使用推進施行事業—麻酔薬および麻酔関連薬使用ガイドライン—改訂第2版（現在は改訂第3版）[1]の膠質輸液/ヒドロキシエチルデンプン hydroxyethylated starchの記述を根拠に必要時には上限も20 mL/kgを超えて使用し、晶質液：HES製剤を3：1の割合で投与するようになった。アルブミン製剤の使用する頻度は激減し、最近10年間は術中にアルブミン製剤を使用した記憶がない。そのような中、消化器外科手術患者の術後回復能力強化プロトコル Enhanced recovery after surgery（ERAS®）の登場により開腹手術時の輸液管理を大きく変え、現在の著者の術中晶質液：HES製剤の投与比は1：1である。近年変わりつつある輸液管理法について述べる。

1 非制限輸液管理（LFT）、制限輸液管理（RFT）、目標指向型輸液管理（GDT）それぞれの方法のメリット・デメリット

非制限輸液管理（liberal fluid therapy：LFT）
制限輸液管理（restricted fluid therapy：RFT）
目標指向型輸液管理（goal directed fluid therapy：GDT）

1）非制限輸液管理（LFT）

メリット：薬物投与なしに循環を保ちやすい
デメリット：過剰輸液による術後合併症の増加

術前からの絶飲食による循環血液量減少、術中の不感蒸泄、1960年代にShiresら[2]の発表したサードスペースの概念、多少の循環血液量過多でも術後48時間前後の利尿期により調節可能であるとして、周術期には大量の乳酸リンゲル液を投与するLFTが一般的となった。循環管理指標としては、血圧、尿量が用いられ、0.5～1 mL/kg/hr以上の尿量が保たれない場合は晶質液負荷で対応した。この方法のメリットは循環作働薬に依存せずに心拍出量を保てる点と、循環血液量不足による腎機能の悪影響を避けられる点である。しかし、LFT患者では体重増加が大きいほど術後の合併症（心不全、肺合併症の増加、腎臓への過剰な負担と尿貯留、腹部コンパートメント症候群と消化管浮腫による消化管機能低下と縫合不全、浮腫、創傷治癒および組織酸素化の低下）が多いこと[3]が示されるようになった。

2）制限輸液管理（RFT）

メリット：LFT体重増加による術後合併症の減少
デメリット：潜在的血流不足による臓器障害惹起

前述のLFTによる周術期予後が悪化するという報告を受け、サードスペースと術前脱水の補正分を減らし、0.5 mL/kg/hr未満の尿量でも2時間程度はそのまま様子をみて、従来の50％程度の晶質液投与に抑える方法が登場した。この管理により総輸液量は有意に少なくなり、合併症を来した患者数が減少し、術後機能的イレウスからの回復が早く、在院期間が短縮すると報告[4]されている。Brandstrupら[5]もRFTで縫合不全、肺水腫、肺うっ血、肺炎などを含む合併症が有意に少なかったと報告している。一方Holteら[6]は低・中等度リスク手術である腹腔鏡下胆嚢摘出術を受ける患者におい

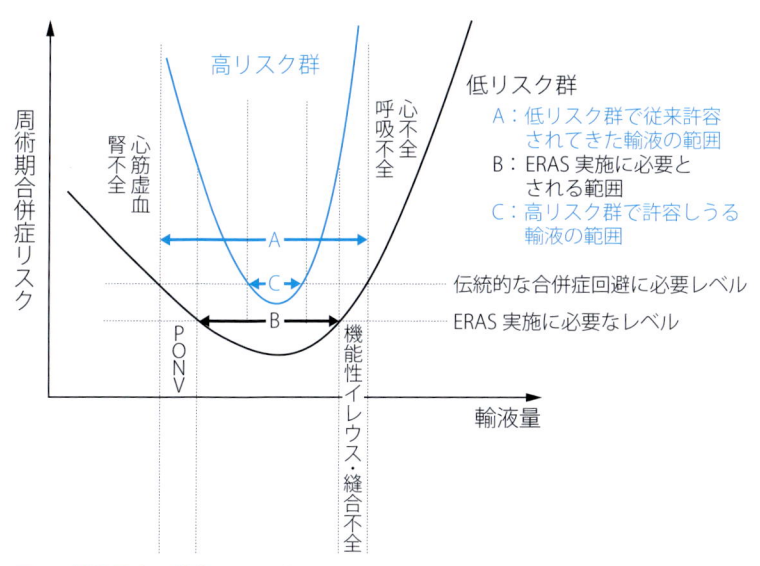

図1 輸液量と周術期のリスク

ERAS：enhanced recovery after surgery
PONV：postoperative nausea and vomiting
（Bellamy MC. Wet, dry or something else? Br J Anaesth 2006；97：755-7 より改変引用，豊田大介，小竹良文．症例検討1 結腸癌手術．松永　明編．LiSA コレクション　症例で学ぶ周術期の輸液管理．東京：メディカル・サイエンス・インターナショナル；2014. p.31. 図1 より改変引用）

て LFT と RFT を比較したところ，LFT で術後の悪心が減少することを示している。ほかにも晶質液投与によって術後の悪心・嘔吐が減少することが報告[7]されており，その機序は明らかになっていないが，RFT による腸管血流減少による腸管の潜在的な虚血がその一因ではないかと考えている[8]。以上より術中の輸液管理としては多すぎても少なすぎてもいけないということが広く認識されるようになってきた（図1）。

3）目標指向型輸液管理（GDT）

　メリット：潜在的血流不足による臓器障害予防
　デメリット：侵襲的 and/or 高額なモニターが必要
　現在，GDT がその周術期輸液管理として重要な位置を占めてきている[9]が，指標や投与アルゴリズムにはさまざまなものがある。これまで食道ドプラーによる1回心拍出量（stroke volume：SV）、心拍数補正収縮期時相

表1　日本で使用可能なHES製剤

製剤名	70/0.5 サリンヘス®, ヘスパンダー®	130/0.4 ボルベン®
濃度（%）	6	6
容量効果（%）	80〜90	100
持続時間（hr）	1〜2	3〜4
平均分子量（kDa）	70	130
置換度（DS）	0.5	0.4
C_2/C_6 比	4	9
最高投与量（mL/kg）	20	50

置換度（degree of substitution：DS）が高いと血中のα-アミラーゼによる分解が遅くなる.
C_2/C_6 比が高いと分解されにくくなる.
（宮尾秀樹. 第3世代HESボルベン. 臨床麻酔 2013；37：1191-200. 表1より改変引用）

（corrected flow time：FTc）を指標に管理を行う方法が多く発表されている[10]。ほかにも1回拍出量係数（stroke volume index：SVI）、1回拍出量変動（stroke volume variance：SVV）[11] や、脈波変動係数（pleth variability index：PVI）、中心静脈血酸素飽和度（central venous oxygen saturation：S_{CVO_2}）[12,13] などで管理する方法も報告されている。Mayerら[11] のCI、SVI、SVVなどの指標に従って、晶質液を制限し、輸液負荷にHESを用い、必要時には血管作働薬を用いる管理がわが国では取り入れやすい。Kotakeら[14] のHES70/0.5（サリンヘス®）を用いた研究では、HESは晶質液よりも血管内容量を約2.5倍長く保つことができるとしている。膠質液にHES130/0.4（ボルベン®）を用いれば、単純に容量増加持続時間を考慮すると、晶質液よりも5倍長く血管内用量を保てる（表1）[15] ことが予想される。よってGDTでは必要時に250 mLのボルベン®負荷を繰り返して、goalを達成するのが理にかなっている。さらにいうならば、生理食塩液ベースのボルベン®を重炭酸リンゲルベースのHES 130/0.4として使えるようになれば、高クロール性代謝性アシドーシスの懸念もなくなり、現状考えられる最も理想型のHES製剤となることは間違いない。ちなみにその製剤を以前より大塚製薬工場の担当者には「ビカヘス」、もしくは「ボルビカ」の名で開発しません

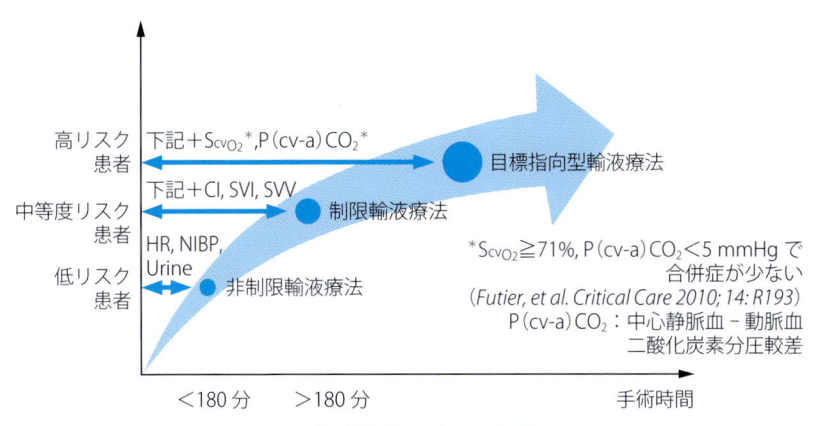

図2 患者リスク，モニタリング，輸液管理法と手術時間
（Rocca DG, Vetrugno L, Tripi G, et al. Liberal or restricted fluid administration：are we ready for a proposal of a restricted intraoperative approach? BMC Anesthesiology 2014；14：62 より改変引用）

かと話しているが，実現にはほど遠い。現在ヨーロッパでは以前コーリン社のモニターにあった非観血的な連続血圧測定のトノメトリの手法に似た方式で，手指で非観血的に血圧や心拍出量を連続測定できる無侵襲の循環動態モニターが使用可能である[16]。低リスクの患者・手術では goal を決める最も低侵襲のモニターになると著者は日本発売を心待ちにしている。以上を踏まえて，患者リスク，手術時間に応じた輸液管理のモニターや輸液管理法を示した図を呈示する（図2）。

2 著者が最近よく行っている開腹手術の輸液管理法

特に制限のない限り，固形物は入室9時間前，清澄水は2時間前まで摂取させている。硬膜外カテーテルは早期離床の妨げとならないように Th7～11/12 の椎間に留置する。導入後は晶質液をただちに輸液ポンプで 2～3 mL/kg/hr のスピードで投与する。橈骨動脈より FloTrac/Vigileo®（Edwards Lifesciences、LLC、CA）を用いて観血的動脈圧ラインを確保し，平均血圧や CI，SVI，SVV（CI≧2.5 L/min/m^2、SVI>35 mL/kg/m^2、SVV<12%）を目安にボルベン®を1回あたり 250 mL 急速投与を繰り返す。必要時には循環作働薬も用いる（図3）。術中より硬膜外カテーテルから鎮痛効果は得

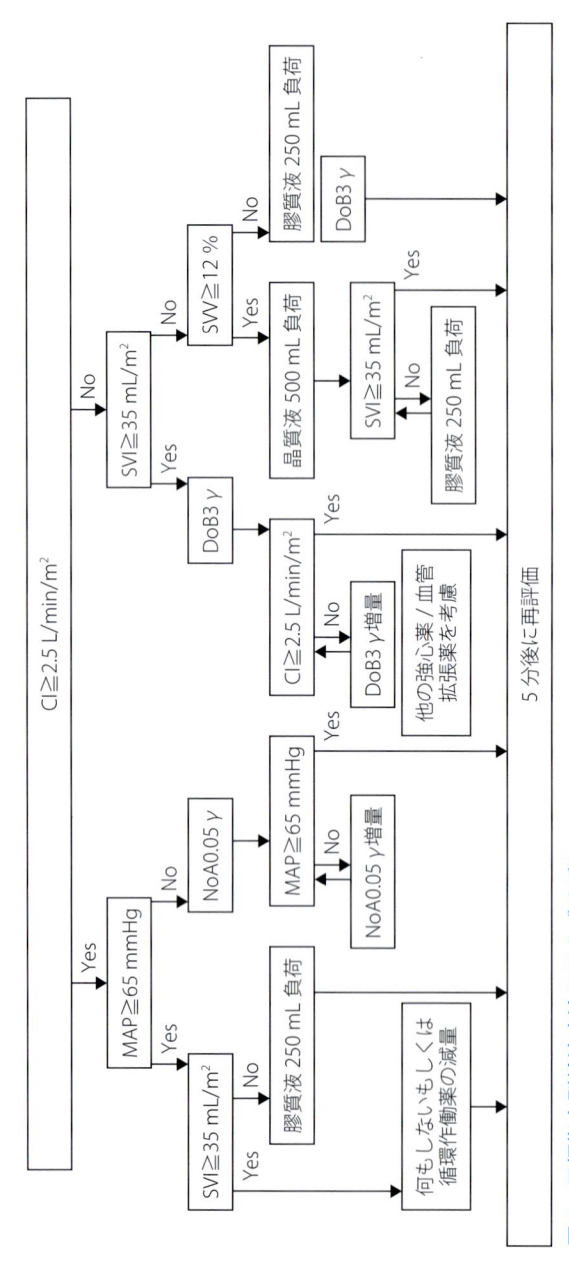

図3 目標指向型輸液療法のアルゴリズム

CI：心係数（cardiac index），MAP：平均血圧（mean arterial pressure），SVI：1回心拍出量係数（stroke volume index），SVV：1回拍出量変動（stroke volume variation），NoA：ノルアドレナリン，DoB：ドブタミン
(Mayer J, Boldt J, Mengistu MA, et al. Goal-directed intraoperative therapy based on autocalibrated arterial pressure waveform analysis reduces hospital stay in high-risk surgical patients：a randomized, controlled trial. Critical Care 2010；14：R18 を基に一部著者が改変)

表2 腸切を行う手術の著者の輸液

	2008年開腹手術	2014年開腹手術	2014年腹腔鏡手術
年　齢	69±14	64±8	61±15
身　長	145.4±4.1	156.1±4.6	157.0±8.9
体　重	43.8±7.8	52.0±11.0	60.2±14.0
出血量	410±316	861±471	144±39
尿　量	860±360	1196±802	999±266
晶質液 mL/kg/hr	17.0±2.5	14.5±5.4	5.3±1.1
膠質液 mL/kg/hr	3.3±0.4	5.6±2.0	3.4±1.3

対象：予定消化器外科症例，硬膜外麻酔併用全身麻酔
除外：透析症例

つつ血圧低下を避けるためフェンタニルを生理食塩液で $10\,\mu g/mL$ に希釈し $1\,\mu g/kg/hr$ で持続投与開始する。洗浄閉腹のころより硬膜外カテーテルに PCA 付き流量可変型ディスポーザブル持続注入器（フェンタニル $0.5\sim 1$ mg＋ドロペリドール $1\sim 2.5$ mg＋0.25% レボブピバカイン 100 mL に生理食塩液を加え合計 200 mL に希釈）を接続し、3 mL/hr で開始する。年齢や体格に応じてフェンタニルの量やドロペリドールの量は変更する。この方法で管理するようになってから、開腹手術の輸液では晶質液の輸液量が減り（17.0→14.5 mL/kg/hr）、膠質液の輸液量が増えた（3.3→5.6 mL/kg/hr）。最近ではほとんどの手術が腹腔鏡下で行われるようになり、その場合の輸液量は晶質液 5.3 mL/kg/hr、膠質液 3.4 mL/kg/hr と晶質液の輸液量を極端に減らせるようになった（表2）。今後は患者の予後改善に寄与できるような麻酔方法と輸液管理を目指していきたい。

まとめ

　麻酔科医の術中全身麻酔管理の目標は鎮痛・鎮静・不動化・有害反射の予防に加えて、主要臓器のみならず、体の隅々、あえて言えば指の先までしっかりと酸素が届く（循環が保たれる）ことである。さらに ERAS® を念頭に置いた麻酔管理を行い、その達成に貢献することである。開腹手術にボルベン® や循環作働薬を使用して目標指向型輸液管理に則り、最適な輸液を行う

ことは今後ますます必要とされるであろう。ぜひ宮尾秀樹先生の新著「第3世代HESのすべて―術中輸液の新しい潮流―」[17]を一度ご参照ください。

MEMO ① 制限輸液管理（RFT）と目標指向型輸液管理（GDT）の区別が曖昧な海外論文

3通りの周術期輸液管理を示したが、海外の文献を読まれる際に読者の皆さんには気をつけていただきたい点がある。LFTに関しては問題ないが、RFTとGDTは名前と内容がはっきりしないという点である。著者の主観ではあるが、RFTは晶質液の一定速度の投与下に従来の指標（血圧、尿量）に基づき、晶質液負荷や循環作働薬を用いて、総晶質液量を制限する方法であり、GDTは晶質液の一定速度の投与下にCOやFTc、SVI、SVV、S_{CVO_2}などを指標に膠質液の一定量の輸液負荷や循環作働薬を用いて最適な輸液量を管理をする方法である。

【文　献】

1) 公益社団法人日本麻酔科学会. VII輸液・電解質液. 膠質輸液/ヒドロキシエチルデンプン配合剤 hydroxyethylater starch combined. 麻酔薬および麻酔関連薬使用ガイドライン（第3版）http://www.anesth.or.jp/guide/pdf/publication4-7_20121106.pdf. p.170-1（2014年10月閲覧）.
2) Shires T, Williams J, Brown F. Acute change in extracellular fluids associated with major surgical procedures. Ann Surg 1961；154：803-10.
3) Holte K, Sharrock NE, Kehlet H. Pathophysiology and clinical implications of perioperative fluid excess. Br J Anaesth 2002；89：622-32.
4) Nisanevich V, Felsenstein I, Almogy G, et al. Effect of intraoperative fluid management on outcome after intraabdominal surgery. Anesthesiology 2005；103：25-32.
5) Brandstrup B, Tonnesen H, Beier-Holgersen R, et al. Danish study group on perioperative fluid therapy. Effects of intravenous fluid restriction on postoperative complications：comparison of two perioperative fluid regimens：a randomized assessor-blinded multicenter trial. Ann Surg 2003；238：641-8.
6) Holte K, Klarskov B, Christensen DS, et al. Liberal versus restrictive fluid administration to improve recovery after lapa-roscopic cholecystectomy：a randomized, double-blind study. Ann Surg 2004；240：892-9.
7) Apfel CC, Meyer A, Orhan-Sungur M, et al. Supplemental intravenous crystalloids for the prevention of postoperative nausea and vomiting：quantitative review. Br J Anaesth 2012；108：893-902.
8) Gelman S, Mushlin PS. Catecholamine-induced changes in the splanchnic circulation affecting systemic hemodynamics. Anesthesiology 2004；100：434-9.
9) Hamilton MA, Cecconi M, Rhodes A. A systematic review and metaanalysis on the use of preemptive hemodynamic intervention to improve postoperative outcomes in moderate and high-risk surgical patients. Anesth Analg 2011；112：1392-402.
10) Doherty M, Buggy DJ. Intraoperative fluids：how much is too much? Br J Anaesth 2012；109：69-79.

11) Mayer J, Boldt J, Mengitsu MA, et al. Goal-directed intraoperative therapy based on autocalibrated arterial pressure waveform analysis reduces hospital stay in high-risk surgical patients : a randomized, controlled trial. Critical Care 2010 ; 14 : R18.
12) Forget P, Lois F, Kock MD. Goal-directed fluid management based on the pulse oximeter-derived pleth variability index reduces lactate levels and improves fluid management. Anesth Analg 2010 ; 111 : 910-4.
13) Futier E, Robin E, Jabaudon M, et al. Central venous O_2 saturation and venous-to-arterial CO_2 difference as complementary tools for goal-directed therapy during high-risk surgery. Critical Care 2010 ; 14 : R193.
14) Kotake Y, Fukuda M, Yamagata A, et al. Low molecular weight pentastarch is more effective than crystalloid solution in goal-directed fluid management in patients undergoing major gastrointestinal surgery. J Anesth 2014 ; 28 : 180-8.
15) 宮尾秀樹. 第3世代HESボルベン. 臨床麻酔 2013 ; 37 : 1191-200.
16) Ong L, Liu H. Comparing a non-invasive hemodynamic monitor with minimally invasive monitoring during major open abdominal surgery. J Biomed Res 2014 ; 28 : 320-5.
17) 宮尾秀樹. 第3世代HESのすべて―術中輸液の新しい潮流―. 東京：真興交易医書出版部；2014.

13 フロートラックは周術期の循環管理に本当に有用か？

讃岐　美智義

はじめに

フロートラックとは、エドワーズライフサイエンス社の動脈圧心拍出量（arterial pressure-based cardiac output：APCO）測定法にもとづいて1回拍出量（SV）を計算により算出するモニターである。フロートラックセンサーと呼ばれる特別な動脈ラインキットをビジレオモニターやEV1000クリニカルプラットフォームに接続することで、各種の循環動態パラメータ（CO、CI、SV、SVI、SVV、SVR、SVRI）（表1）を連続表示できる低侵襲血行動態モニタリングシステムである。

表1　フロートラックで得られる循環動態パラメータ

CO	心拍出量（cardiac output） SV×HR
CI	心係数（cardiac index） CO÷体表面積
SV	1回拍出量（stroke volume）
SVI	1回拍出量係数（stroke volume index） SV÷体表面積
SVV	1回拍出量変化（stroke volume variation） SVの呼吸性変動の変化率（％）
SVR	体血管抵抗（systemic vascular resistance） （MAP − CVP）÷CO
SVRI	血管抵抗係数（systemic vascular resistance index） （MAP − CVP）÷CI

SVRおよびSVRIは外部からCVP値を入力する必要がある．

全身麻酔症例やICU管理症例においては、血管内容量のダイナミックな変化を生じ、組織灌流の低下により全身状態の悪化を来すことも少なくない。全身麻酔症例や周術期の集中治療症例において求められる循環管理の基本は、心拍出量を維持して組織灌流を低下させない管理である。これまでに、同領域においてSVやSVVを適正に保つことを治療目標とすることは有用であるとの報告がある[1]。SVは、心拍数（HR）と掛け合わせることでCOが求まるため、スワンガンツカテーテルを挿入することなくCOが分かること、CVP（静的指標）が分からなくても前負荷の動的指標であるSVVが得られる特徴がある。また、フロートラックはコスト請求可能であることなどからも急速に普及した。しかし、これが本当に周術期管理に役に立つかどうかのコンセンサスは得られていない。そこで周術期管理にどのように使用すれば本当に役に立つのか、それとも役に立たないのかを論じたい。

1 フロートラックのメリット・デメリット

1）メリット
スワンガンツカテーテルを入れる必要がない（合併症回避）。
動脈ライン穿刺のみでSVやSVVを知ることができる。

2）デメリット
特別な動脈ラインキットが必要である。
SVVには測定上の制約がある（表2）[2]。
SVの値が正しく表示できない病態がある。
- 小児では使用できない（大血管コンプライアンスの基礎データがない）。
- 大動脈バルーンパンピング、大動脈閉鎖不全症などでは測定できない（動脈圧を正しく測定できない）。
- 動脈波形のなまり（気泡混入、不必要な回路延長による波形の歪み）
- 急激な血圧上昇（昇圧薬、血管拡張薬の投与など）は、追随しない。

2 周術期循環管理の基本

　周術期の循環管理の基本は、組織灌流の維持と酸素化の保持を目的としている。この考え方は1980年代のBlandらの心拍出量を維持して酸素需給バ

表2 SVVの制約と限界

SVVの制約項目	限界
1回換気量＜8 mg/kg	過小評価
心拍数/呼吸数＜3.6	過小評価
開胸時使用	過小評価
不整脈	不正確
自発呼吸の出現	不正確
胸腔内圧上昇（PEEPなど）	過大評価
右心不全	過大評価

（Bias M, et al. Case scenario：respiratory variations in arterial pressure for guiding fluid management in mechanically ventilated patients. Anesthesiology 2012；116：1354-61 より引用）

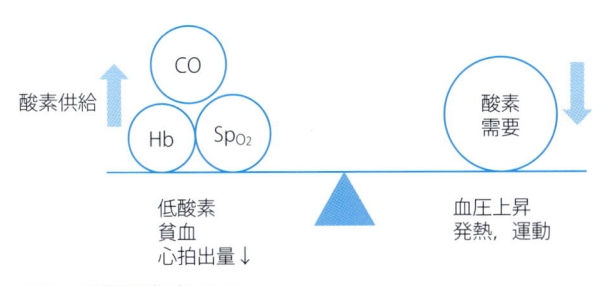

図1 酸素需給バランス

ランスを適正に保つことが重症患者の予後を改善させる goal-directed therapy（GDT）と呼ばれる考え[3]に基づいている。最近では、GDTを早期に達成することで患者の予後を改善する early goal-directed therapy（EGDT）[4]という考え方が注目されている。この考えに基づけば、全身麻酔中から酸素需給バランスを適正に保つことが最大目標となる。酸素需要の増大は、血圧上昇、発熱、運動により惹起され、酸素供給の低下は低酸素、貧血、心拍出量の低下により生じる。全身麻酔中においては、酸素需給バランスは、需要はほとんど変化しないため酸素供給を維持すればよい（図1）。酸素供給量はCO×動脈血酸素含量であるため、以下のような計算式で表わされる。

酸素供給量（動脈血酸素運搬量）
　　＝心拍出量（CO）×動脈血酸素含量
　　＝CO×（$1.34 × Hb × Sa_{O_2} + 0.003 × Pa_{O_2}$）

　術中は、Pa_{O_2} や Sa_{O_2} は大きく変動しないため、酸素供給量を確保するにはCOとHbを下げないことが重要である。これらを考えると、貧血や低酸素などを除けば、「COを維持すること」が全身管理においては最も重要である。

3 COの規定因子

　COは、SV×HRから求められる。HRが変化しなければ、SVを維持することは、すなわちCOを維持することになる。SVは、前負荷、後負荷、心収縮力によって決定される。これらの因子のうち、特に、前負荷とSVの関係はFrank-Starling曲線としてよく知られている（図2）。前負荷（輸液の負荷）を行えば、前負荷が少ない場合には、SVは増加する（①→②）が、前負荷がすでにある程度達成されている場合には、SVの増加は頭打ち（②→③）になる。左室機能不良症例では、前負荷を増やしても頭打ちなので、心収縮力を増やす（④→③）こと（強心薬）で対応する必要がある。

4 APCO測定原理とSVV

　フロートラックによる動脈圧心拍出量測定は、連続的に測定した動脈圧（mmHg）を用いて心拍出量を求める（図3）。動脈圧波形の脈圧が1回拍出量（stroke volume：SV）に比例し、血管コンプライアンスに反比例するという原理に基づく。血圧データは1秒間100データポイントとして20秒間、合計2,000データポイントを収集し、標準偏差（standard deviation：SD）を算出する。SDは脈圧より1回拍出量との相関性が高い。この1拍ごとの標準偏差の変動からSVVを算出する。

　　APCO＝PR×SV＝PR×χ×SD
　　　（SV＝χ×SD）

　一般にCO＝HR×SVで表わされるが、フロートラックでは、心電図からのHRではなく、動脈ラインからの脈拍数（PR）を使っているため、APCO＝PR×SVである。さらに、SVは標準偏差（SD）と比例関係にある

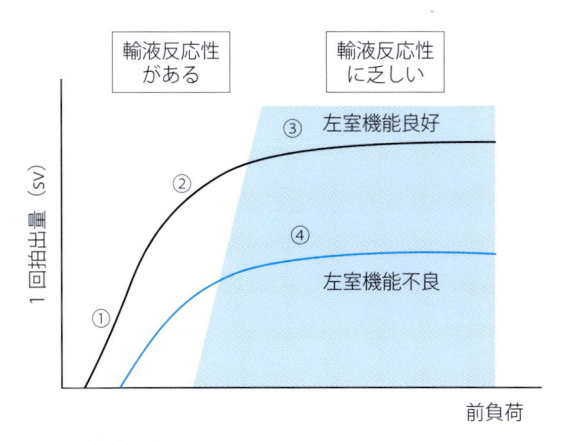

図2 輸液反応性

```
APCO ＝ PR × SV
           σAP × X（血管緊張度）
                    大血管コンプライアンス    末梢血管抵抗
```

- σAPは脈圧（PP）と比例
- PPはSVに比例
- 20秒間の動脈圧データポイントを解析し，σAPを計算

- 年齢・性別・身長・体重より見積もる（Langewouters 1985）
- 1分間分の動脈圧から平均値（mean），ばらつき（σAP），歪度（skewness），尖度（kurtosis）の4項目を測定し，患者の末梢血管の状態を連続的に評価

血管抵抗低い / 血管抵抗高い
コンプライアンス低い / コンプライアンス高い

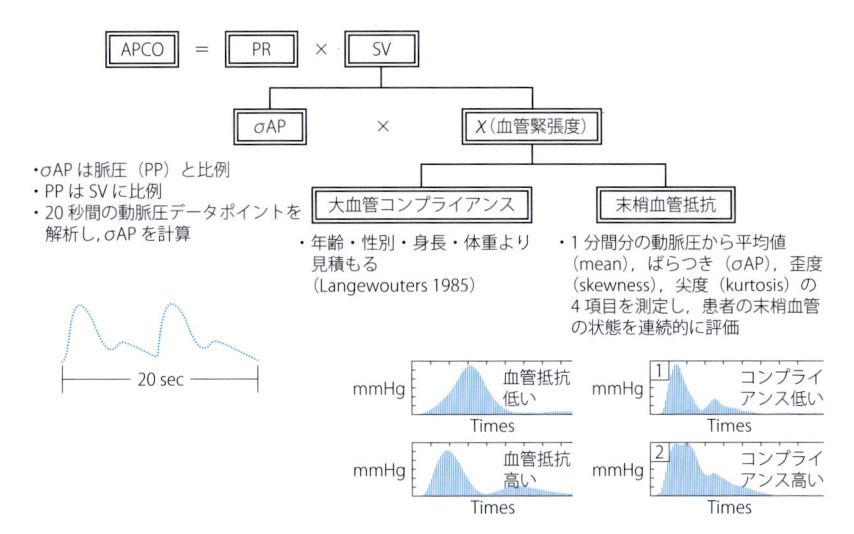

図3 APCO測定原理

APCO：arterial pressure-based cardiac output, PR：pulse rate, SV：stroke volume, AP：arterial pressure
（瀬尾勝弘．循環器系 最近の循環器系モニター．日本麻酔科学会教育委員会・安全委員会編．JSAリフレッシャーコース2008．東京：メディカル・サイエンス・インターナショナル；2010：69-79より引用）

ため、その比例定数（補正係数）をχ（カイ）とすると$SV = \chi \times SD$である。補正係数χ（カイ）は主に血管コンプライアンスと末梢血管抵抗の要素を含んでいる。

1）SVの呼吸性変動のメカニズム（図4）

　気道内圧が上昇すると静脈は閉塞する。右室では、（人工呼吸管理下）陽圧換気による静脈還流の低下（前負荷低下）と肺動脈圧上昇（後負荷上昇）により、吸気時に右室の1回拍出量が低下する。呼気時には、この状態が回復する。左室に関しては、1回拍出量低下が右室よりも遅れる。右室から送り出される1回拍出量の低下が少し遅れて左室に影響するため、左室圧を反映する動脈圧では、吸気時にSVは最大になり（SV_{max}）呼気時にSVが最小になる（SV_{min}）。1回拍出量の呼気、吸気に伴う増加・減少は呼吸リズムに合致して周期的に起こる。この周期性の変化から変化率を求めたものがSVVである（図5）[5]。静脈圧が小さい（静脈還流が少ない）と胸腔内圧の増加で、心臓に血液は戻りにくくなるため、SVVは大きくなる。静脈圧が大きい（静脈還流が多い）と胸腔内圧の影響を受けにくいためSVVは小さくなる。％SVVのカットオフ値は、一般的に10〜13％とされており、13％を超える場合には、静脈還流低下（血管内容量の不足）を示唆する。

2）フロートラックのSVV計算アルゴリズム

　フロートラックでは血圧の標準偏差（SD）を利用して1拍ごとの1回拍出量を評価しており、その呼吸性変動率を算出したものが1回拍出量変化である。20秒間に測定される1回拍出量を用い、呼吸終期によって生じる（最大1回拍出量−最小1回拍出量）/平均1回拍出量で算出する。

　一般的にSVVは、

$$SVV = \frac{SV_{max} - SV_{min}}{(SV_{max} + SV_{min})/2}$$

で、表わされる。

　$SV = \chi \times SD$であるため、

$$SVV = \chi \times SD_{max} - \chi \times SD_{min} / (\chi \times SD_{max} + \chi \times SD_{min})/2$$

　χは相殺されるため、

$$SVV = SD_{max} - SD_{min} / (SD_{max} + SD_{min})/2$$

となる。すなわちSVVは、χに関係なくSDのみで計算されるため、血管緊

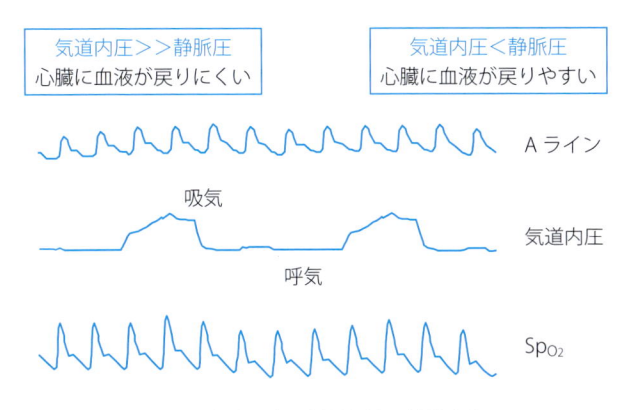

気道内圧＞＞静脈圧
心臓に血液が戻りにくい

気道内圧＜静脈圧
心臓に血液が戻りやすい

Aライン

吸気

気道内圧

呼気

Sp_{O_2}

血管内容量不足　呼気と吸気の静脈環流の差が大きい

図4　気道内圧が上がると静脈は閉塞

$$\% SVV = \frac{SV_{max} - SV_{min}}{SV_{mean}}$$

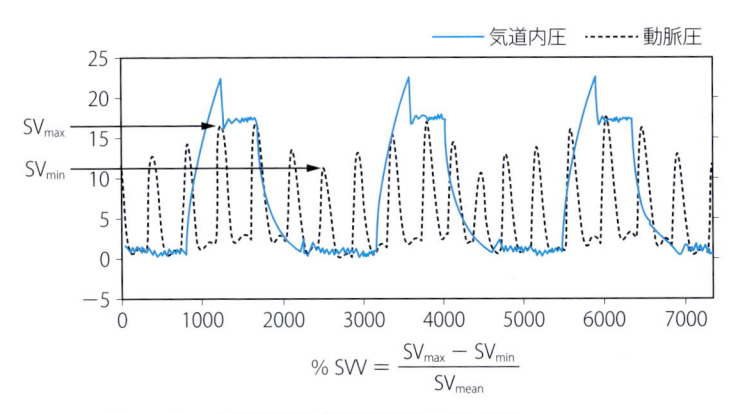

図5　人工呼吸管理下（陽圧呼吸）でのSVV
〔Edwards Lifesciences. フロートラックシステムのアルゴリズム. http://www.edwards.com/jp/professionals/catalogs/brochure_ft/ （2014年11月閲覧）より引用〕

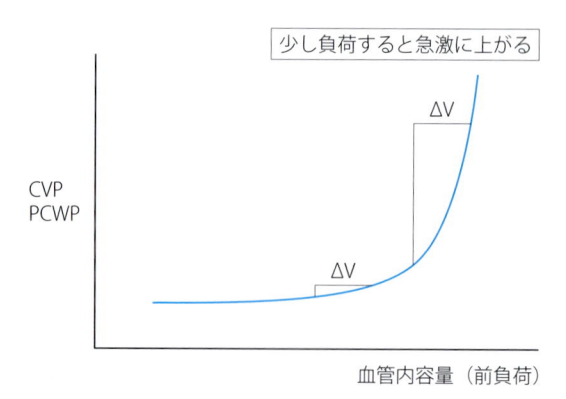

図6 静的指標の問題点

張度の変化は受けないことが分かる。

5 前負荷は SVV で評価するか CVP で評価するか

　前負荷には静的指標（static parameters）として、CVP、PCWP（肺動脈楔入圧）、IVC 径や LVEDV（経食道心エコー計測）が、動的指標（dynamic parameters）として SVV、SPV、PPV、CVP の呼吸性変動、IVC 径の呼吸性変動がある。静的指標である CVP や PCWP の問題点は、前負荷が少ないうちはあまり変化せず、少し負荷すると急に増加するという特徴がある（図6）。CVP では血管内容量が多いのは分かるが、少ないのは分かりにくい。一方、動的指標である SVV は、輸液反応性の指標として用いられている。すなわち、前負荷が少なければ SVV は大きいが、前負荷が満たされると SVV は小さい。動的指標では、前負荷が少ないときには変化するが、前負荷が多いときには変化が少ない。そのため SVV は、輸液の反応性をみるために使用されてきた。Frank-Starling 曲線で、曲線が立っている部分では輸液をすると SV が増加するが、曲線が水平になっている部分では、輸液反応性がない（図2）。すなわち、動的指標は前負荷が少ないところで役立ち、CVP は前負荷が多いところで役に立つ。また、CVP は前負荷のみを示すわけではなく、心拍出量と静脈還流量の影響を受ける。心拍出量が増加すれば CVP は小さくなり、静脈還流量が増えれば CVP は大きくなる。このことから考えても、CVP を単に血管内容量評価のモニターとして用いることは適

切ではない。

一方、SVVでは、前負荷に対して反応するかどうかは、心臓全体の輸液反応性をみているわけではなく、「左室」が輸液に反応するかどうかをみている[6]ことを肝に銘じておくべきである。

6 メリットとデメリットをどう考えるか

1）メリット

スワンガンツカテーテルを入れる必要がないため、心損傷などの合併症や中心静脈穿刺による合併症を引き起こさない。また、末梢の動脈ライン穿刺のみでSVやSVVを知ることができるため低侵襲である。

2）デメリット

特別な動脈ラインキットが必要であるため、途中でフロートラックに変更するには、動脈ラインキットを変更する必要がある。また、フロートラックは保険請求が可能であるが、¥36,400とコスト高になる。

SVVには、測定上の制約がある（表2）ため、理解せずに使用すれば役に立たないだけでなく、人体に有害な可能性もある。

以下のSVの値が正しく表示できない病態の患者では使用できないと考えたほうがよい。

- 小児（大血管コンプライアンスの基礎データがない）
- 大動脈バルーンパンピング、大動脈閉鎖不全症など（動脈圧を正しく測定できない）
- 動脈波形のなまり（気泡混入、不必要な回路延長による波形の歪み）
- 急激な血圧上昇（昇圧薬、血管拡張薬の投与など）には、前の値を加算するため追随が悪い。

7 フロートラックの改良点

血管抵抗低下を伴うhyperdynamic stateでは、Ver.3.02以降、圧波形にみられる特徴的な変化を変数として追加しており、信頼性が向上している[7,8]。

1回拍出量変化は、多発性期外収縮や心房細動など1回拍出量が呼吸性変

動以外で変化する場合、精度が不安定になる。Ver.3.06 以降では20秒間に6個までの期外収縮を除外し、正しい心拍で生じる血圧予測し、算出データを補正するため、期外収縮での測定精度が向上している[9]。

まとめ：どのように使うと役に立つのか

臨床現場でのフロートラックの使われ方をみていると、デメリットに挙げたピットフォールを無視して使用している症例が見受けられる。SV の値が正しく表示できない症例、SVV の測定上の制約を避けた使用により、まだまだ利用できる場面は多い。測定原理と限界を知って使用する必要がある。

【文　献】

1) Ketty L, Marsh A. Hypovolaemia. Anaesth Intensive Care Med 2013；14：5-7.
2) Bias M, Ouattara A, Janvier G, et al. Case scenario：respiratory variations in arterial pressure for guiding fluid management in mechanically ventilated patients. Anesthesiology 2012；116：1354-61.
3) Bland RD, Shoemaker WC, Abraham E, et al. Hemodynamic and oxygen transport patterns in surviving and nonsurviving postoperative patients. Crit Care Med 1985；13：85-90.
4) Rivers E, Nguyen B, Havstad S, et al. Early goal-directed therapy in the treatment of severe sepsis and septic shock. N Engl J Med 2001；345：1368-77.
5) http://www.edwards.com/products/mininvasive/Pages/FloTracSensor.aspx（2014年11月閲覧）.
6) Vieillard-Baron A, Charron C. Preload responsiveness or right ventricular dysfunction? Critical Care Med 2009；37：2662-3.
7) Biancofiore G, Critchley LA, Lee A, et al. Evaluation of a new software version of the FloTrac/Vigileo（version 3.02）and a comparison with previous data in cirrhotic patients undergoing liver transplant surgery. Anesth Analg 2011；113：515-22.
8) De backer D, Marx G, Tan A, et al. Arterial pressure-based cardiac output monitoring：a multi-center validation of the third-generation software in septic patients. Intensive Care Med 2011；37：233-40.
9) Cannesson M, Tran NP, Cho M, et al. Predicting fluid responsiveness with stroke volume variation despite multiple extrasystoles. Crit Care Med 2012；40：193-8.

14 スガマデクス時代に筋弛緩モニターはルーチンで使用すべきか？

笹川　智貴

はじめに

　従来わが国では筋弛緩薬の拮抗に、ネオスチグミンに代表される抗コリンエステラーゼ阻害薬が使用されてきた。抗コリンエステラーゼ阻害薬を使用した筋弛緩拮抗は、①徐脈や心停止のような心血管系の副作用を合併する、②副作用となるムスカリン作用を減弱させるために抗コリン薬の投与が必要、③深い筋弛緩状態では天井効果を認め拮抗が不十分となる、など問題点を多く有していた。不十分な拮抗から残存筋弛緩が多く散見され（拮抗薬を全く使用しないよりはまだましだが！）、術後の呼吸器合併症を回避するためにも筋弛緩モニターを使用した適正な拮抗が推奨されている[1,2]。一方、近年筋弛緩拮抗の標準的薬剤となったスガマデクスは特異的、非可逆的に筋弛緩薬の作用を拮抗するため、容易に安全な水準まで筋弛緩薬を拮抗することが可能となった。そのため筋弛緩モニターをルーチンに使用することへ疑問を感じる読者もいるかもしれない。本稿ではスガマデクスを使用した筋弛緩拮抗における筋弛緩モニターの必要性について述べる。

1 筋弛緩モニター使用のメリット

1）スガマデクスの推奨投与法はそもそも筋弛緩モニター使用が前提である

　添付文書に記載されているスガマデクスの推奨投与法は浅い筋弛緩状態（筋弛緩モニターにおいて四連（TOF）刺激による2回目の収縮反応（T2）の再出現を確認した後）では1回2 mg/kgを、深い筋弛緩状態（筋弛緩モニターにおいてポスト・テタニック・カウント（PTC）刺激による1～2回の単収縮反応（PTC1～2）の出現を確認した後）では1回4 mg/kgを静脈

内投与するとされている[3]。このようにスガマデクスの投与は基本的に筋弛緩モニターを使用して患者の筋弛緩状態に合わせた投与量の決定が前提となっており、筋弛緩モニターを使用しないでスガマデクスを投与すれば適切な投与量とならずに過少投与、もしくは過量投与となる危険性がある。

2）もし筋弛緩モニターを使用せずに過小投与となってしまったら…

もし筋弛緩モニターを使用せずに盲目的にスガマデクスを投与し、体内に存在する筋弛緩薬に対して過小投与となってしまった場合はどのような問題が生じるのであろうか。

スガマデクスの過小投与によって一度回復した筋力が再筋弛緩化される現象が報告されている[4]。過去に報告された再筋弛緩化症例のデータを基にシミュレーションでその現象の危険性が改めて示唆されていたが[5,6]、その後実際の臨床においても成人、小児ともに再筋弛緩を認めた症例が報告されている[7,8]。シミュレーション上スガマデクスの投与量が 1 mg/kg の場合は再筋弛緩化をほぼ認めなかったが、0.75 mg/kg、0.5 mg/kg のようにより少量の投与では一度回復した筋力が再度低下する結果が得られた。その後の症例を含め検討すると、成人ではスガマデクス投与からおよそ 20～70 分後、小児ではさらに早期に再筋弛緩化が出現する傾向にあった。それゆえ盲目的な投与で過少投与となった場合には、手術室で一度筋力が回復したようにみえても病棟帰室後に筋力が低下して呼吸機能の悪化、誤嚥などを引き起こす可能性がある。よってスガマデクス投与前に筋弛緩モニターによる評価を行うことは必須であると考えられる。

3）もし筋弛緩モニターを使用せずに過量投与となってしまったら…

一方、スガマデクスが過量投与となり問題となることもある。それは再手術時におけるロクロニウムの効果減弱作用である。

筋弛緩モニターを使用しなくても必要量以上のスガマデクスを投与すれば一応患者は筋弛緩状態から回復することはできる。しかし比較的短時間に患者が再手術になった場合、体内にスガマデクスが体内に大量に遺残しているために再導入時に投与されたロクロニウムの効果発現時間が遅延したり、作用持続時間が短縮することが報告されている[9]。欧米ではこのような状況でもスガマデクスと反応しないアトラクリウムのようなベンジルイソキノリン系筋弛緩薬を使用すれば容易に筋弛緩作用を得ることができる。わが国では

ベンジルイソキノリン系筋弛緩薬は臨床使用が承認されていないためこのような状況で筋弛緩を再導入するためには、①脱分極性筋弛緩薬であるサクシニルコリンを使用する、②スガマデクスの影響を受けないほどの高用量のロクロニウムを投与する、という選択枝が考えられる。サクシニルコリンは作用発現時間が早く、再挿管時、特に迅速導入を要する際には都合がよいがその副作用が問題となる。サクシニルコリンの主な副作用には高カリウム血症、不整脈、筋肉痛など多岐にわたり、特に悪性高熱のトリガーとなりうるので投与後は体温の変化に留意し、呼気二酸化炭素分圧の過剰な増加がないか観察を要する。また小児での使用はFDAの勧告を受け基本的には推奨されない[10]。第2の手段として体内に残存したスガマデクスの量を上回るロクロニウムを投与することによって再度筋弛緩を得る方法が考えられるが、現在のところ初回手術時におけるスガマデクスの投与量とロクロニウムを再投与するまでの時間、推奨用量の関係性は明らかではない。学会報告ではあるがIwasakiらは、再挿管に必要としたロクロニウムの用量とスガマデクス投与からの時間の関係性について言及している。スガマデクス投与から6時間を経過した症例では再挿管に必要なロクロニウムの投与量は0.6 mg/kgであったのに対し、1時間以内の症例では1.4 mg/kgを要した。このことから最終スガマデクス投与時間からロクロニウム再投与までの経過時間は、再手術時におけるロクロニウムの必要量に影響を与えることが示唆される。スガマデクスの半減期がおよそ2時間であることからも、三半減期を経過した症例ではほとんど通常と同様の投与量で筋弛緩作用が得られているのは納得のいく結果である。一方で迅速導入を要するようなフルストマック症例ではこのようなロクロニウム必要量の滴定をゆっくり行う時間的余裕はなく、一気に大量投与をする必要があると考えられるが、筋弛緩モニターの評価なくその後の維持、回復を管理するのはより困難であると考えられるため、やはりスガマデクス投与時における筋弛緩モニターの評価は必須と考えられる。

4）筋弛緩モニターがなくても筋弛緩回復は感知できる？

患者の身体所見から筋弛緩からの回復を予測する臨床的回復指標は、簡便に筋弛緩からの回復状態を推測することができるため臨床上参考にされることが多い。特に「頭部挙上が5秒以上可能」、「強く手を握ることができる」、「舌圧子を強く咬むことができる」などの臨床的回復指標は比較的簡便

に観察でき、もしこれらの指標が確認できれば TOF 比が 0.7 以上であることが示唆される。例えばスガマデクス投与前にこれらの所見が認められれば、PTC1〜2、TOF に対する反応数 2 というスガマデクスの投与指標となる筋弛緩回復の条件を満たしていると考えられスガマデクス 2 mg/kg の投与で十分といえる。

　一方、より筋弛緩状態が深い状態でスガマデクスを盲目的に投与した場合、これらの臨床的回復指標がみられたからといって安全性を担保できるのであろうか。これらの指標は TOF 比が 0.7 以上であることを示しているだけで、現在の筋弛緩回復の標準的指標である TOF 比 0.9 以上であるかどうかは判断がつかない。過去には TOF 比が 0.7 以上に回復すれば肺活量や 1 回換気量が正常化するため回復の基準とされた時代があった[11]。しかし TOF 比 0.7 では頸動脈小体における低酸素呼吸反応が抑制され、酸素飽和度の低下によって本来惹起されるべき換気量の増加反応が抑制されることが報告されたことから、対照群と有意差を認めなかった TOF 比 0.9 以上が現在の筋弛緩薬からの回復の指標となっている[12]。現時点で TOF 比 0.9 以上を示唆することのできる臨床的所見は報告されていないことから、スガマデクス投与後の最終的な回復の判断は臨床的回復指標で行うのではなく、定量的筋弛緩モニターで行う必要がある。

2 筋弛緩モニター使用の Cons.

1）導入コスト

　現在筋弛緩モニターで主に使用される加速度式筋弛緩モニターの定価はおおよそ 1 台 20〜40 万円程度である。筋弛緩モニタリングに関して保険点数による償還はなく、筋弛緩モニターを購入しても直接病院の利益とはならないことが筋弛緩モニター導入の障壁となっているかもしれない。しかし一度残存筋弛緩が発生した場合に基本的にかかるコストとして看護師による術後監視の人件費だけでも 1 時間あたり 20 ポンドかかるとされ[13]（日本円で約 3,500 円）、それ以上の治療が必要となった場合にはさらに相応のコストが必要となることは容易に予想される。スガマデクスの使用により回復時間が短縮することで手術室の回転率増加でのコスト削減も見込まれており、適正な筋弛緩モニター使用下のスガマデクス使用が筋弛緩モニターのコスト問題を長期的に解決するのかもしれない。

2）加速度式筋弛緩モニターは測定が難しい？

　筋弛緩モニターを使用した定量的計測には正確な測定が困難な環境が存在し、また測定者の習熟を要することがある。加速度計を使用した定量評価は指の運動方向と加速度計の面の向きがずれてしまうと測定値の再現性が失われる。筋弛緩薬投与前の単収縮高を対象値として測定する場合は事前のキャリブレーションを必要とするが、その後の測定値は設置位置のずれや体動などで容易に変化してしまうため厳密な設置が必要である。しかし一般的に用いられるTOF比は測定値の比をとることによってこのようなキャリブレーションを必要としないことが利点である。結局筋弛緩からの回復の指標であるTOF比0.9を満たしているかどうかだけ確認するには、極端なところスガマデクスを投与してから筋弛緩モニターを装着し、TOF比のみ測定すればよいので非常に簡便である。一方、きちんとキャリブレーションをしたのちにTOF比を測定したほうが（最大上刺激と加速度計の感度調整が完了しているため）TOF比が目標値に達していないという陰性適中率が高いという報告がある[14]。現在販売されているようなキャリブレーションが短時間ですむモデルであれば、筋弛緩モニターの設定は事前に行ってから測定することが望ましいと考えられる。

3）添付文書には自発呼吸の確認でもよいと書いてあるが？

　スガマデクスの添付文書によると「筋弛緩モニターによる確認ができない場合は、十分な自発呼吸の発現を確認したのちにスガマデクスとして2 mg/kgを投与すること、十分な自発呼吸の発現を確認する前のロクロニウムによる筋弛緩に対してはスガマデクスとして4 mg/kgを投与するが筋弛緩状態からの回復が遅延することがあるため患者の状態を十分に観察すること」というように十分な自発呼吸を確認するような旨の記載がある。臨床的回復指標がTOF比0.9を担保しないことは前述のとおりであるが、自発呼吸に関する臨床的指標も同様で、例えば最大吸気圧が-50 cmH$_2$O以上あったとしてもTOF比0.7までは回復しているという程度の指標にすぎない。また、肺活量15 mL/kg以上という基準はTOF比0.7に至らなくとも達成できる基準である。これらの基準も前述と同様に、スガマデクス投与前の基準として参考にするには問題ないが、スガマデクス投与後に筋力が完全に回復したかどうかを確認するための指標としては信憑性が低いため注意が必要である。

まとめ

　スガマデクスを使用できる環境であるからこそ筋弛緩モニターの重要性はより高まっている。盲目的なスガマデクス投与では過小投与となり残存筋弛緩を誘発する可能性があり、また反対に過量投与となると再投与した筋弛緩薬の効果が減弱する可能性がある。安全な筋弛緩回復の指標 TOF 比 0.9 を確認できるのは現時点では定量的筋弛緩モニターのみである。必要最低限かつ最適な筋弛緩拮抗のために筋弛緩モニターはスガマデクスの必要投与量を決定する必須のモニターである。

【文　献】

1) Coetzee A, Swanevelder J, van der Spuy G, et al. Gas exchange indices—how valid are they? S Afr Med J 1995；85：1227-32.
2) Donati F. Residual paralysis：a real problem or did we invent a new disease? Can J Anaesth 2013；60：714-29.
3) MSD 株式会社. ブリディオン添付文書. 2013.
4) Le Corre F, Nejmeddine S, Fatahine C, et al. Recurarization after sugammadex reversal in an obese patient. Can J Anaesth 2011；58：944-7.
5) Eleveld DJ, Kuizenga K, Proost JH, et al. A temporary decrease in twitch response during reversal of rocuronium-induced muscle relaxation with a small dose of sugammadex. Anesth Analg 2007；104：582-4.
6) Groudine SB, Soto R, Lien C, et al. A randomized, dose-finding, phase Ⅱ study of the selective relaxant binding drug, sugammadex, capable of safely reversing profound rocuronium-induced neuromuscular block. Anesth Analg 2007；104：555-62.
7) Duvaldestin P, Kuizenga K, Saldien V, et al. A randomized, dose-response study of sugammadex given for the reversal of deep rocuronium-or vecuronium-induced neuromuscular blockade under sevoflurane anesthesia. Anesth Analg 2010；110：74-82.
8) Iwasaki H, Takahoko K, Otomo S, et al. A temporary decrease in twitch response following reversal of rocuronium-induced neuromuscular block with a small dose of sugammadex in a pediatric patient. J Anesth 2014；28：288-90.
9) Cammu G, de Kam PJ, De Graeve K, et al. Repeat dosing of rocuronium 1.2 mg kg^{-1} after reversal of neuromuscular block by sugammadex 4.0 mg kg^{-1} in anaesthetized healthy volunteers：a modelling-based pilot study. Br J Anaesth 2010；105：487-92.
10) Goudsouzian NG. Recent changes in the package insert for succinylcholine chloride：should this drug be contraindicated for routine use in children and adolescents?（summary of the discussions of the anesthetic and life support drug advisory meeting of the Food and Drug Administration, FDA building, Rockville, MD, June 9, 1994). Anesth Analg 1995；80：207-8.
11) Ali HH, Wilson RS, Savarese JJ, et al. The effect of tubocurarine on indirectly elicited train-of-four muscle response and respiratory measurements in humans. Br J Anaesth 1975；47：570-4.
12) Eriksson LI, Sato M, Severinghaus JW. Effect of a vecuronium-induced partial neuromuscular block on hypoxic ventilatory response. Anesthesiology 1993；78：693-9.
13) Chambers D, Paulden M, Paton F, et al. Sugammadex for the reversal of muscle relaxation in general anaesthesia：a systematic review and economic assessment. Health technology assessment (Winchester, England) 2010；14：1-211.
14) Capron F, Alla F, Hottier C, et al. Can acceleromyography detect low levels of residual paralysis? A probability approach to detect a mechanomyographic train-of-four ratio of 0.9. Anesthesiology 2004；100：1119-24.

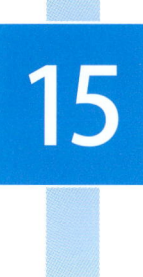

15 BISモニターはルーチンで使用すべきか？

萩平　哲

はじめに

　まず、最初に「BISモニターはルーチンで使用すべきである」が著者の回答になる。ただしBIS値のみを参考にするというのであれば有用性は限られる。私の意図するところは「ルーチンに脳波波形をみて、各パラメータを参考にしながら的確に脳のモニタリングを行うべき」ということである。

　これまでにもBISモニターで術中覚醒の頻度を減らすことができるかどうかを示すことを目的とした、前向きの大規模試験（RCT）がいくつか行われているが、その結果は一貫したものではない[1～4)]。これらの研究はいずれもBISモニターを使用した症例では、BIS値がメーカーの推奨する40～60に収まることを目標としている。残念ながらBIS値は純粋な計測値ではなく推定値であるため、このような安易な方法では無理があることは研究をするまでもなく明白である。

　本稿では、まずBISモニターの算出するBIS値の意味について解説し、その後BISモニターをどのように活用すればよいか、どのようにすれば有効利用できるのか、という観点について述べる。

1 脳波モニターとバランス麻酔

　現代のバランス麻酔の概念を突き詰めれば術中に麻酔薬濃度を変化させる意味はほとんどない。術中は侵害入力のブロックが最大の問題であり、これは鎮痛薬で対処すべきものだからである。したがって鎮静レベルの調節は執刀開始までに行うことになる。適切な脳波モニタリングには後述するように良好な鎮痛が必須であるが、執刀までなら侵害入力はほとんどないため脳波モニターを活用しやすい。揮発性麻酔薬で維持する場合には導入薬の影響を

考慮しなければならないが、その影響は通常わずかである。全静脈麻酔（total intravenous anesthesia：TIVA）では効果部位濃度（Ce）を参考にする。

術中管理では、TIVAの場合には麻酔薬濃度が変化する可能性があるため麻酔薬濃度の調整が必要となることもあるが、揮発性麻酔薬の場合には呼気濃度が維持できているかぎり濃度調整は不要である。

2 BISモニターの概要

BISモニターは米国のベンチャー企業であるASPECT Medical Systems社が開発してきた脳波を基に麻酔の効果を示すモニターである。

BISモニターが算出するBIS値はmagic numberのように取り扱われていることも多い。前述のようにBISモニターの算出するBIS値が40〜60の間であれば適切な麻酔レベルであると盲信している麻酔科医が多数存在するということである。BIS値算出に関連する情報はBISモニターの開発者であるSiglとChamounの論文[5]と、GlassらがASPECT社のManbergらとともに発表したAnesthesiologyの論文[6]、およびASPECT社から資料をもらったRampilがAnesthesiologyに執筆した総説[7]のわずか3編にしか記されていない。あとは特許関連の資料だけである。

BIS値算出に用いられている脳波データベースに含まれている麻酔薬はチオペンタール、イソフルラン、プロポフォールとミダゾラムの4種に亜酸化窒素やオピオイド（おそらくはフェンタニルとアルフェンタニル）の組み合わせであるとGlassら[6]の論文に書かれている。ここにはセボフルランもデスフルランも含まれていない。データベースに含まれていない麻酔薬に対してBISモニターが合理的なBIS値を算出する保証はない。セボフルランに関してはKatohら[8]の研究によってある程度までBIS値が利用できることが確認されている。デスフルランに関しては詳細な報告はないが、脳波波形は他の揮発性麻酔薬に類似するため利用できると考えられる。もちろんここでいう「利用できる」というのはある程度それなりの数値が算出されるという意味である。

3 麻酔中の脳波波形

セボフルランやプロポフォールなどGABA$_A$レセプターの作用を増強させ

(a) 睡眠紡錘波が優位な波形

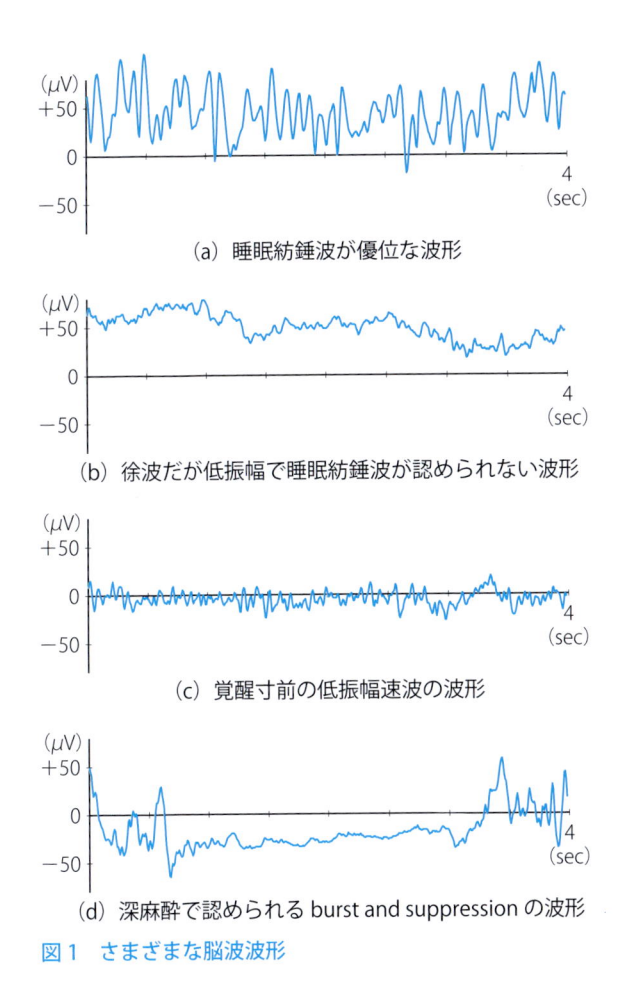

(b) 徐波だが低振幅で睡眠紡錘波が認められない波形

(c) 覚醒寸前の低振幅速波の波形

(d) 深麻酔で認められる burst and suppression の波形

図1 さまざまな脳波波形

る麻酔薬で維持している場合には、臨床麻酔レベルでは 10 Hz 前後の睡眠紡錘波と呼ばれる波が優位となっている（図 1-a）。見慣れればすぐ判別できるようになるので、少なくともこの波形は覚えておいていただきたい。このような波形が認められる場合には BIS 値はそれなりに信頼してもよい。術中にこの波形がしっかり認められている場合には鎮静も鎮痛もある程度のレベルになっていると考えられる。適切と考えられる麻酔レベルであってもこの波形がはっきりせず、低振幅であるときには注意が必要である（図 1-b）。このような場合には BIS 値は本来より高い値を示す傾向がある。低振幅の波

形の場合には浅麻酔かどうかを鑑別しなければならない。図 1-b の波形は低振幅であるが、波の間隔は広く徐波が主体であるので、それなりの麻酔レベルであると判断される。一方、図 1-c は覚醒直前の脳波波形であるが図 1-b と異なり波の間隔が狭く速波であることが見て取れる。このような場合には麻酔薬が確実に投与されているか、投与経路に問題はないかなどを確認したうえで麻酔薬濃度を上昇させる。このときの脳波変化を確認し、振幅が大きくなってくる場合には図 1-a に近い波形もしくは BIS 値を参考に濃度を調節する。振幅が大きくならない場合には図 1-d に示されるような burst and suppression と呼ばれる特異的な波形（平坦脳波と高振幅波が繰り返される波形）が、どの程度の濃度で出現するか（プロポフォールの場合には効果部位濃度で）をみてみるとよい。種々の脳波波形の中でこの burst and suppression のみが明らかな深麻酔の証拠である。ただし、脳虚血の場合にもこのパターンが出現するので脳虚血でないかの判断は必要である。Burst and suppression が出現し始める濃度からいくらか低い濃度を維持濃度として管理するとよい。

　おおまかな脳波の判読の習得はそれほど困難ではない[9,10]。最初は手術終了時に麻酔薬投与を中止した後の脳波変化を観察すると理解しやすいと思われる。

4 どのように BIS 値を利用するとよいか

　先に述べたように、BIS 値が測定値ではなく推定値であることを認識することが最も重要である。脳波波形にはかなりの個人差が存在するため、データベースに含まれている脳波に近い脳波波形を示す患者の場合には BIS 値は良い推定値を示すが、そうでない場合にはある程度の推定誤差が生じることは不可避である。波形を見たうえで BIS 値が利用できるかどうかを考えるとよい。慣れればおおよその BIS 値を脳波波形から推定できる[10]。

1) BIS 値が 40〜60 のとき

　先にも述べたように BIS 値だけ見ていたのでは安心できない。例えば BIS 値が 40〜60 であったにもかかわらず、覚醒していた症例報告は多数存在する。Mychaskiw ら[11]は BIS＝47 で顕在性記憶を残していた 28 歳の症例を報告している。このケースでは吸入セボフルラン濃度が 2.0％、亜酸化窒素

67%を併用しており、手術開始前に5μg/kgのモルヒネのくも膜下投与も受けている。呼気のセボフルラン濃度はそれなりに維持されていたと判断される状況で術中覚醒が生じていた。このレポートはかなり衝撃的であったためか、BISモニターの総説を執筆したRampilが"False negative BIS? Maybe, maybe not!"というタイトルのレターを寄せている[12]。このケースでBIS値が低かった理由は不明である。Rampersadら[13]は術中の平均BIS値が44±5（mean±SD）であったにもかかわらず術中覚醒した症例を報告している。この例では低血圧が理由で呼気セボフルラン濃度は0.45〜0.8%で維持されており、術中覚醒が生じても不思議はない。BIS値に問題があったと思われる。このほかGlassら[6]の論文中にもプロポフォール麻酔においてBIS値が50以下の状態で覚醒していた患者が3例ほど認められる。Rampersadら[13]のケースでは明らかに浅麻酔であるため、脳波波形を観察して麻酔薬の呼気濃度をある程度以上に維持していれば術中覚醒を防げたと思われる。Vuykら[14]はボランティアにプロポフォールとミダゾラムを同時に投与したときに、BIS値が50前後でも命令に従うことができたケースを3例報告している。これらに示されるようにBIS値を40〜60に維持するだけでは術中覚醒を完全に防ぐことはできない。これらの例は本来の意識レベルに比べBIS値が異常に低い値を示したものである。

2）BIS値が60以上のとき

　まずは麻酔薬が適切に投与されているかどうか確認する。そのうえで次の判断に移る。脳波波形が低振幅速波であれば浅麻酔の可能性が高い。麻酔薬が適切に投与されているか、シリンジポンプの設定に間違いはないか確認することが肝要である。

　麻酔維持中にBIS値が高くなる原因はいくつかあるが、特によく認められるのは筋電図（EMG）の混入である。BISモニターの画面に表示されるEMGのバーが少しでも出てきていれば、EMGの混入によってBIS値が高くなっていることが疑われる。EMG混入の理由の多くは鎮痛不足であるので、まずは鎮痛薬を追加する。それでもEMGのバーが出ているときには少量の筋弛緩薬を投与して、その後の脳波波形に注意する。

　さて、麻酔薬に対する感受性の個人差に関して考察しよう。呼気ガスで計測した揮発性麻酔薬の濃度は、その状態がある程度平衡状態に達している場合には脳内濃度と考えてよい。著者が脳波モニターを基に調べたデータ（年

齢35〜65歳、40例）ではセボフルランの維持濃度は1.1〜1.5%の範囲であり1.3〜1.4%に80%あまりが集中していた。つまり、揮発性麻酔薬の感受性の個人差は少なく、セボフルランなら1.5%の呼気濃度で維持すればほとんどの症例で十分な麻酔レベルが得られることになる。もちろんこれは硬膜外麻酔やレミフェンタニルなどのオピオイドによって適切な鎮痛が得られていることが条件である。これらの結果をみればBIS値を指標としても呼気麻酔薬濃度を指標にしても術中覚醒の頻度に差がなかったというAvidanら[3,4)]の報告は頷けるものである。しかしながら中には平均値からかけ離れた患者も存在する。宜野座ら[15)]はセボフルランの呼気濃度が1.9%でも呼名開眼した患者を報告している。この患者は呼気濃度2.2%では呼名開眼を認めなかった。この症例では術中BISモニターを使用していなかったが手術終了直後にBISモニターで検証したところ、この患者は呼気濃度が2.1%の時点でのBIS値が60台であった。これを考慮すればBISモニターによって適切な麻酔薬濃度が決められた可能性がうかがわれる。つまり、こういった平均±2SD（もしくは3SD）を超えるような特異的な症例をBISモニター（脳波モニター）で検出できた可能性も示唆される。

　一方で、TIVAの場合には現時点でプロポフォールの血中濃度を実測する方法がないため、薬物動態を用いたシミュレーションが用いられる。したがってTIVAの場合には薬物動態の誤差を含めた状態での評価になる。適切な麻酔効果が得られるプロポフォールの推定効果部位濃度（Ce）（もしくは平衡状態での推定血中濃度）は、成人の場合1.5〜4.5 μg/mLにやや幅広く分布する。したがって揮発性麻酔薬の場合と異なり、特定の濃度を設定してTIVAの管理を行うことは適切ではない。著者はこれまで脳波モニタリングを用いた研究から、Ceを徐々に上昇させて呼名に応答が消失したときのCeをみることで、各患者にほぼ適切と考えられる維持濃度を設定できることを説いてきた。この方法を用いれば脳波モニターを使用しなくても多くの場合適切なTIVAの管理が可能となる。ただしTCIでは循環動態の変動や、血清タンパク濃度の変化などの影響は考慮されていないこと、TCIポンプに用いられている薬物動態パラメータは集団の平均値であるため誤差があること、などから術中も脳波モニターによる麻酔薬調節が必要である。

3）BIS値が40未満の場合

　明らかなBurst and suppressionが認められる場合には麻酔薬濃度を低く

しなければならない。術中に突然このような波形（場合によっては平坦脳波）となった場合には脳梗塞や脳出血なども想定する必要がある。TIVAの場合には大動脈のクランプなどにより脳へ送られる血液中のプロポフォール濃度が上昇した場合なども考慮しなければならない[16]。

巨大なデルタ波が出現すると鎮静レベルに関係なくBIS値は低値を示す。執刀前の落ち着いた状況でこのような波形が見られることはほとんどないと考えられるが、術中であれば鎮痛不足も考慮し、ほかに原因が認められない場合には鎮痛薬の追加を行うとよい。

5 脳波モニターを使用する際の注意点

冒頭に記したように術中に脳波モニターを用いて麻酔薬濃度を調節するのは合理的ではない。むしろ麻酔薬濃度を一定に保ち、脳波モニターを基に鎮痛を調節するとよい。執刀前に睡眠紡錘波が優位であった患者の場合には、術中にこの波形が見えにくくなるのは鎮痛不足であることが多い[17]。オピオイドを使用している場合には、フェンタニルを追加するかレミフェンタニルの投与速度を上げて脳波がどのように変化するかを観察するとよい。

また、脳波は低体温や低二酸化炭素血症、高二酸化炭素血症など脳代謝や脳血流を変化させる要因によっても変化するので、これらの生理的条件にも注意しておくことが重要である。

まとめ

脳波モニターからの情報を最大限活かすことができれば麻酔の質は向上し、術中覚醒の防止には役立つと思われる。コストの問題はあるが、可能なかぎり使用することを検討していただきたい。

【文献】

1) Sandin RH, Enlund G, Samuelsson P, et al. Awareness during anesthesia: a prospective case study. Lancet 2000 ; 355 : 707-11.
2) Myles PS, Leslie K, McNeil J, et al. Bispectral index monitoring to prevent awareness during anaesthesia: the B-Aware randomized controlled trial. Lancet 2004 ; 363 : 1757-63.
3) Avidan MS, Zhang L, Burnside BA, et al. Anesthesia awareness and the bispectral index. NEJM 2008 ; 358 : 1097-108.
4) Avidan MS, Jacobsohn E, Glick D, et al. Prevention of intraoperative awareness in a high-risk surgical population. NEJM 2011 ; 365 : 591-6.
5) Sigl JC, Chamoun NG. An introduction to bispectral analysis for the electroencephalogram. J

Clin Monit 1994 ; 10 : 392-404.
6) Glass PS, Bloom M, Kearse L, et al. Bispectral analysis measures sedation and memory effects of propofol, midazoram, isoflurane, and alfentanil in healthy volunteers. Anesthesiology 1997 ; 86 : 836-47.
7) Rampil IJ. A primer for EEG signal processing in anesthesia. Anesthesiology 1998 ; 89 : 980-1002.
8) Katoh T, Suzuki A, Ikeda K. Electroencephalographic derivatives as a tool for predicting the depth of sedation and anesthesia induced by sevoflurane. Anesthesiology 1998 ; 88 : 642-50.
9) Bennett CB, Voss LJ, Barnerd JPM, et al. Practical use of the raw electroencephalogram waveform during general anesthesia : the art and science. Anesth Analg 2009 ; 109 : 539-50.
10) Bottros MM, Palanca BJ, Mashour GA, et al. Estimation of the Bispectral Index by anesthesiologists. An inverse turing test. Anesthesiology 2011 ; 114 : 1093-101.
11) Mychaskiw G Ⅱ, Horowitz M, Sachdev V, et al. Explicit intraoperative recall at a Bispectral Index of 47. Anesth Analg 2001 ; 92 : 808-9.
12) Rampil I. False negative BIS? Maybe, maybe not! Anesth Analg 2001 ; 93 : 798-9.
13) Rampersad SE, Mulroy MF. A case of awareness despite an "adequate depth of anesthesia" as indicated by a Bispectral index monitor. Anesth Analg 2005 ; 100 : 1363-4.
14) Vuyk J, Lichtenbelt BJ, Vieveen J, et al. Low Bispectral values in awake volunteers receiving combination of propofol and midazolam. Anesthesiology 2004 ; 100 : 179-81.
15) 宜野座到, 垣花　学, 須賀原一博. 呼気セボフルラン濃度1.9%で指示動作可能であった1症例. 日臨麻会誌 2012 ; 32 : S246 (P1-38-5).
16) Kakinohana M, Nakamura S, Fuchigami T, et al. Influence of the descending thoracic aortic cross clamping on bispectral index value and plasma propofol concentration in humans. Anesthesiology 2006 ; 104 : 939-43.
17) Hagihira S, Takashina M, Mori T, et al. Electroencephalographic bicoherence is sensitive to noxious stimuli during isoflurane or sevoflurane anesthesia. Anesthesiology 2004 ; 100 : 818-25.

16 肥満者では吸入麻酔薬からの覚醒は遅れるか？

坪川　恒久

はじめに

　麻酔の臨床では「肥満者では麻酔からの覚醒が遅くなる」というのは、よく使われるフレーズであるし、その理由として吸入麻酔薬が脂肪に蓄積することが挙げられている。この命題、そしてその理由ははたして正しいのであろうか？　著者が麻酔科医になったころの吸入麻酔薬の主役はハロタンとエンフルランであり、肥満者でなくても手術終了後覚醒まで1時間くらいかかることは珍しくはなかった。その後、イソフルランを経てセボフルラン、デスフルランへと移ってきていて、覚醒遅延が起こることは稀になってきた。このような推移は、血液ガス分配係数とリンクしている。すなわち血液ガス分配係数が小さい吸入麻酔薬ほど分布容積が小さいことになり、薬物の濃度上昇が早くなり、投与停止以降は濃度低下も速やかとなり、調節性がよくなるからである。

　Lemmensらは、BMIが18～63の59人の患者をイソフルラン（血液ガス分配係数＝1.4）とデスフルラン（血液ガス分配係数＝0.47）で麻酔し、導入時、覚醒の濃度推移を比較している[1]。この研究では、イソフルランでは濃度上昇が遅くなることが示されているが、投与中止から呼びかけに対する反応が出現するまでの時間は、どちらの薬物も正常人群（BMI＜30）と肥満者群（BMI≧30）で差がなかった。つまり、イソフルラン、デスフルランでは肥満者だからといって覚醒が遅くなることはなかった。

1 吸入麻酔薬の薬物動態

1）確かに脂肪に蓄積する

　吸入麻酔薬は脂溶性であり、脂肪の血液組織分配係数は高値である。この

表1 各吸入麻酔薬の特性

		臓器重量 (%体重)	臓器血流量 (%心拍出量)	キセノン	亜酸化窒素	デスフルラン	セボフルラン	イソフルラン	エンフルラン	ハロタン
血液ガス分配係数		8		0.14	0.47	0.45	0.65	1.4	1.8	2.4
組織/血液 分配係数	脳	2	12	1	1.1	1.3	1.7	1.4	1.8	1.9
	肝臓	2.5	18.5	1	0.8	1.4	2.07	2.2	2.1	2.1
	血流豊富組織	4	28	1	1.03	1.6	1.6	1.6	1.15	1.4
	乏血流組織	25.5	12	1	0.94	1.4	1.9	1.6	1.25	1.6
	筋肉	41	19	1	0.85	0.69	1.56	1.6	1.24	1.5
	脂肪	17	6	9.3	2.34	26.4	58.8	52.6	45.3	56.2
最小肺胞濃度（%）				71	104	6.6	1.8	1.17	1.63	0.75

40歳，男性，身長173 cm，体重68 kgを想定

ことは、脂肪には吸入麻酔薬が多量に蓄積することを意味している。表1に主な吸入麻酔薬の各分配係数を示す。また、図1では肺気量を5Lとしたときの、各臓器の見かけ上の容積の大きさを示す。これらが示すように、ハロタン、イソフルランなどでは見かけ上の分布容積が大きいため、吸入麻酔薬を投与したときの濃度上昇および投与停止した後の濃度低下も遅くなる。ここで24時間セボフルラン、デスフルランを正常人（40歳、男性、173 cm、68 kg）に持続投与したときの脳内、筋肉内、脂肪内濃度の変化をシミュレーションによりみてみよう。図2-a, bに示すように、脳は血流の豊富な組織であり速やかに定常に近づくのに対して、筋肉はやや遅れて定常状態に達する。一方、脂肪は24時間程度では飽和せず、濃度が上がり続ける。このことは、確かに吸入麻酔薬が脂肪に蓄積することを示している。

2）脂肪からの吸入麻酔薬放出は遅い

では、24時間持続投与を中止した後の覚醒時のセボフルラン、デスフルランの濃度変化をみてみよう。脳内濃度、筋肉内濃度は速やかに低下していて、どちらの薬物でも停止から15分以内に覚醒が得られている（図3-a, b, c, d）。それに対して脂肪内の吸入麻酔薬濃度はなかなか低下しない。これは脂肪の血流が少ないためである。脂肪の血流は表1に示すように重量で

肺気量 5 L

血液プール 2.35 L　　血液プール 2.25 L　　血液プール 3.25 L　　血液プール 7.0 L

0.62 L
亜酸化窒素

0.71 L
デスフルラン

1.32 L
セボフルラン

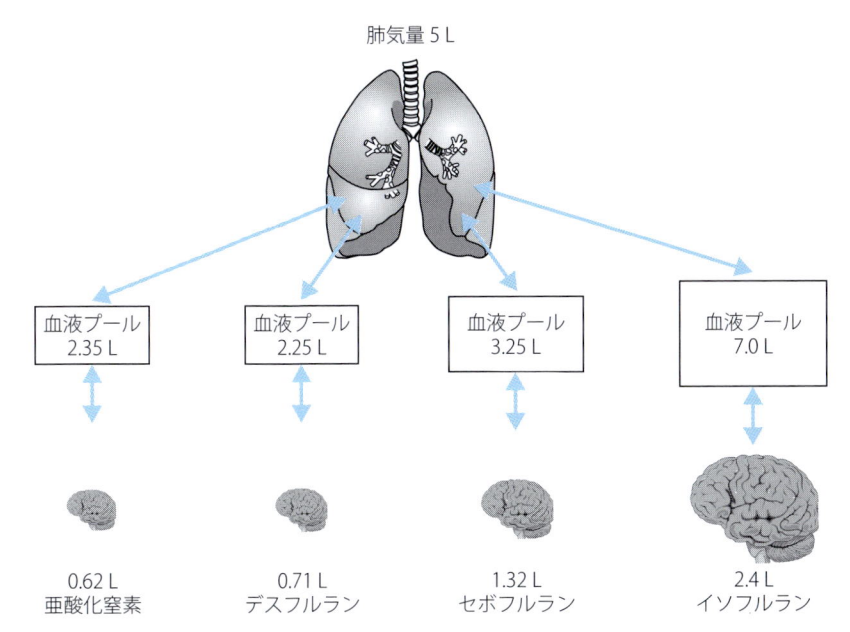

2.4 L
イソフルラン

図1　見かけ上の分布容積
各吸入麻酔薬の血液ガス分配係数，血液組織分配係数から計算した各組織の見かけ上の分布容積．肺の容積を5Lとして計算した．

は体重の17%を占めながら，心拍出量の6%の血流しかなく，他の重要臓器と比べて少ない．そのため血流が律速段階となり，脂肪からの吸入麻酔薬の洗い出しは遅くなる．

　ここで，シミュレーション実験を行ってみる．40歳，男性（身長173 cm，体重68 kg＝標準体重）に24時間セボフルラン1MAC（＝1.8%）を投与し続けたときの腎臓，肝臓，筋肉および脂肪内セボフルラン濃度を求める．次にこれらの値を初期値として各臓器に設定し，120分間にこれらの臓器から脳にどのくらい移行するかを計算する．このシミュレーションにより，持続投与停止後の吸入麻酔薬の再分配（各臓器から脳へ）の程度を評価することができる．その結果を図4に示す．腎臓，肝臓などの血流豊富な組織からの脳への再分配は速やかであるが，減衰も早い．筋肉は人体内における最大の臓器であり，組織血液分配係数は大きくないものの分布容積としては大きくなり，血流も脂肪と比較すると豊富である．そのため，腎臓や肝臓などの臓器よりやや遅れて高いピークをつくる．一方で，脂肪からの放出

(a) セボフルラン

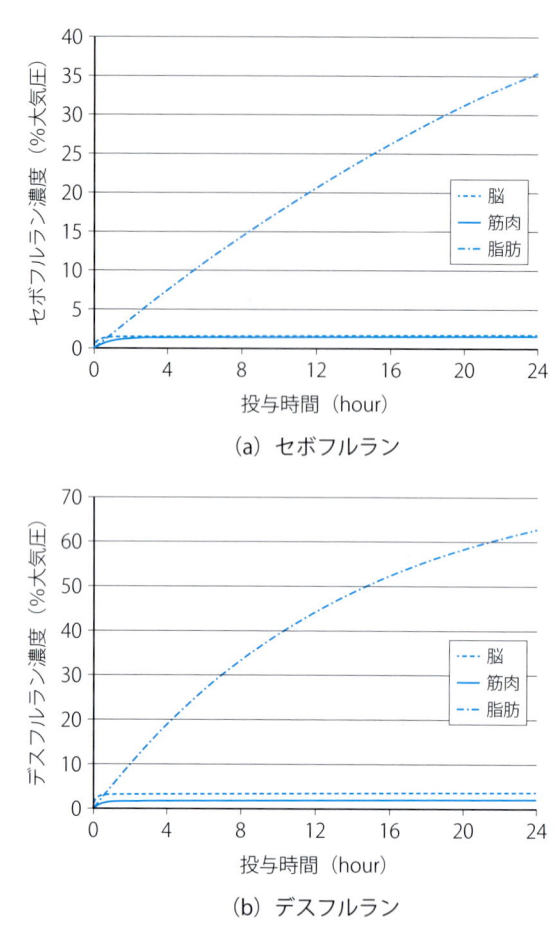

(b) デスフルラン

図2 セボフルラン，デスフルランを24時間投与したときの各臓器内の各濃度

(a) セボフルラン，1MAC（＝1.8%）

(b) (a) の低濃度域を拡大

(c) デスフルラン，1MAC（＝6.6%）

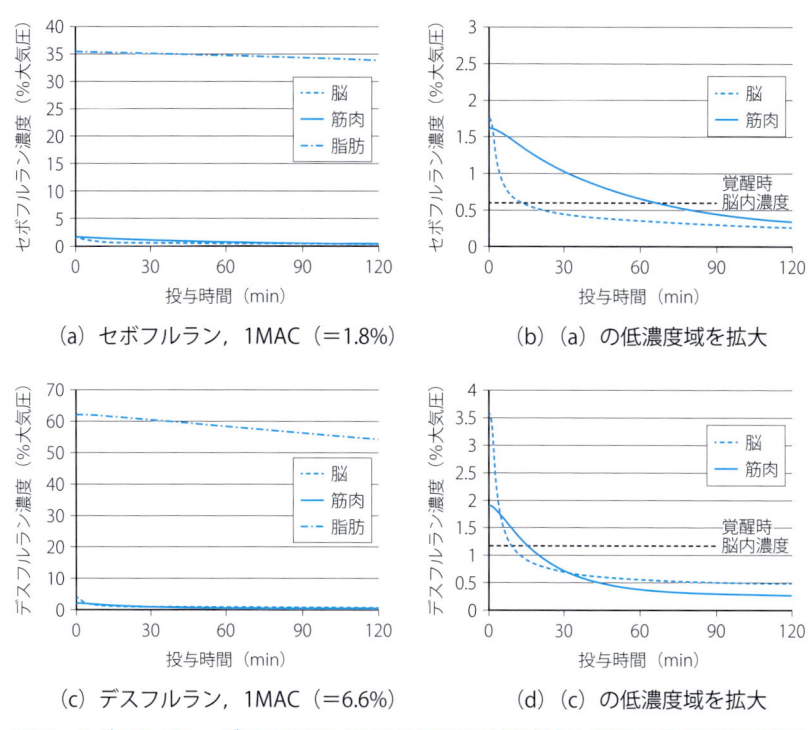

(d) (c) の低濃度域を拡大

図3 セボフルラン，デスフルランを1MACで24時間投与した後の各臓器内濃度の変化

は非常に長く続くが、濃度的には筋肉よりも低くなる。これらの結果から、脂肪と筋肉が覚醒に影響を与える臓器であると考えられる。図5-a, bに持続投与時間が筋肉、脂肪からの再分配へ与える影響を示す。筋肉は脂肪と比べると定常化するのが早いため、投与時間の影響をあまり受けず、投与時間が延長してもピークの高さはあまり変わらない。一方で、脂肪は定常化しないため、投与時間が延長するほど脳への再分配薬物が多くなる。単独で覚醒遅延を起こすほどの濃度には達しないものの（意識消失脳内濃度＝0.59%大気圧）、筋肉や肝臓などの高いピークをつくる臓器との相互作用により各地遅延を起こす確率は、投与時間が延長するほど高くなる。

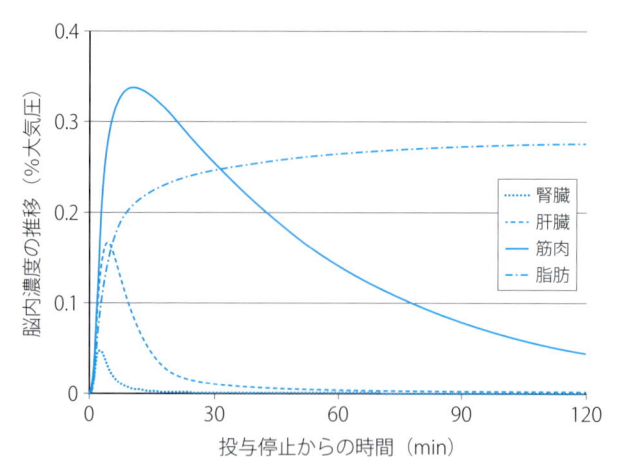

図4 各臓器に24時間投与時の濃度を初期値として入力した後の再分布による脳への移行

筋肉からの移行が脳への影響は大きいが，単独では再度鎮静が出現する濃度（＝5.9%大気圧）には到達しない．

MEMO ① デスフルランとセボフルランの比較

　デスフルランはセボフルランよりも血液ガス分配係数が小さく分布容積が小さいため、体内の薬物濃度は上昇しやすく、投与停止後の排泄も速やかである。デスフルランのもう一つの利点としては、力価が低い（MACが高い）ことがある（図6）。力価が低い（MACが高い）ためセボフルランに比べると高い脳内濃度を必要とする。薬物の濃度低下は概ね指数関数に従うため、濃度の高いときの減衰は急峻であり、濃度が低下してからは緩徐となる。その結果、覚醒時脳内濃度に同じ程度の個体差があっても（図6の細い破線は覚醒時脳内濃度の個体差の範囲を示す）、覚醒時間の個体差はデスフルランのほうがセボフルランよりも小さくなり、覚醒を予想しやすい。

2 肥満が覚醒を遷延させる別な理由

1）脂肪血流量の変化

　これまで述べてきたように、確かに吸入麻酔薬は脂肪に蓄積するが、脂肪の血流量が小さいため、投与停止後の脳への再分配が少なく覚醒に影響はな

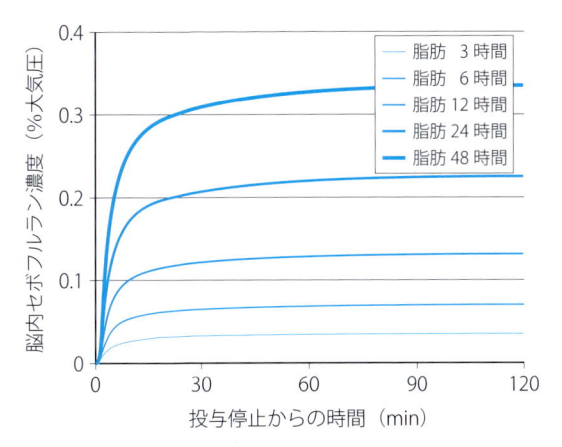

(a) 脂肪濃度をシミュレーション初期値として設定したときの脳内濃度推移

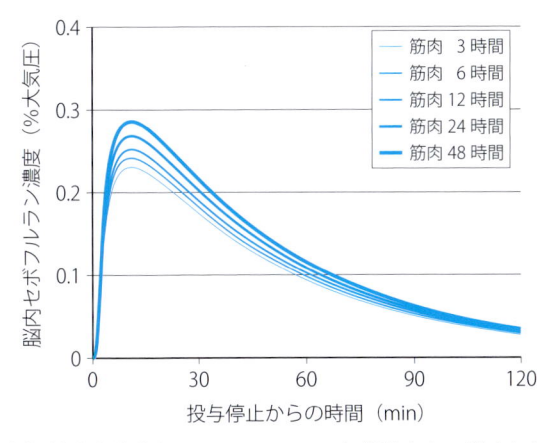

(b) 筋肉内濃度をシミュレーション初期値として設定したときの脳内濃度推移

図5　セボフルランを1MACで3, 6, 12, 24, 48時間投与したときの脂肪濃度と筋肉内濃度の脳内濃度推移
(a) 投与時間が延長すると脂肪内濃度が上昇し，脳内濃度が高くなるが単独で鎮静を起こす濃度には到達しない．
(b) 筋肉は比較的早く飽和に近い状態となるため，投与時間が延長しても脳への影響は変わらない．

(a) セボフルラン　　　　　　　　(b) デスフルラン

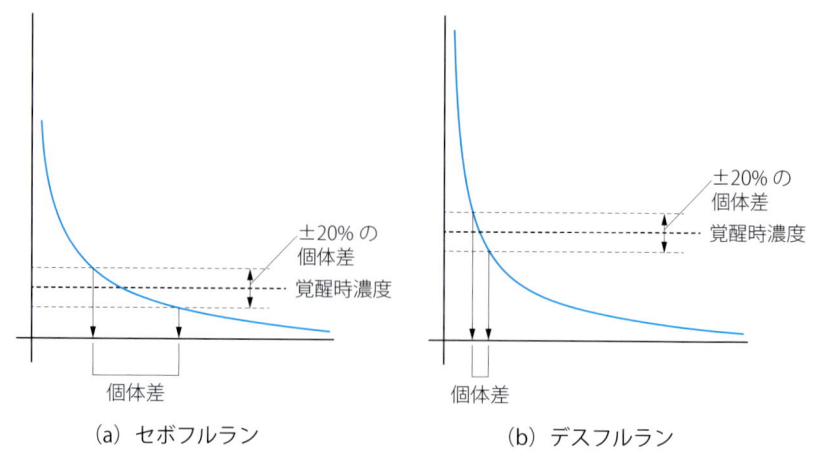

図6　閾値の高さの影響
デスフルランでは鎮静に必要な濃度が高いため，濃度減衰曲線の急峻な部分で覚醒時脳内濃度と交差する．そのため速やかな覚醒が得られやすく，セボフルランと比べると覚醒時の個体差が少なくなる．

いと説明してきた。しかし、血流量は全身の脂肪で一様なわけではなく、皮下脂肪と内臓脂肪では血流量が異なっている可能性がある。そこで、脂肪の血流量が変化した場合を想定したシミュレーションを行ってみる。40歳、男性（173 cm、85 kg、標準体重より17 kg脂肪が多い）にセボフルラン1MACを24時間投与して、脂肪の血流量の変化が覚醒に与える影響を調べる。図7に結果を示す。このように脂肪血流量が増加すると、脳内濃度低下が遅くなり覚醒が遷延する。

2）有効な換気量の減少

　肥満者では胸郭の重量により胸郭自体の運動が妨げられる。また、仰臥位では腹腔内臓器が横隔膜を下方から圧排するため、横隔膜が頭側に移動して肺気量が減少する。これらにより有効な換気量が減少してしまう。このような換気量の低下による影響を調べてみる。図8は40歳、男性（173 cm、68 kg）にセボフルラン1MACを5時間投与して停止した後の、脳内セボフルラン濃度の減少に与える換気量の影響をシミュレーションしたものである。図のように換気量が5 L/minを下回ると、覚醒が遷延する。

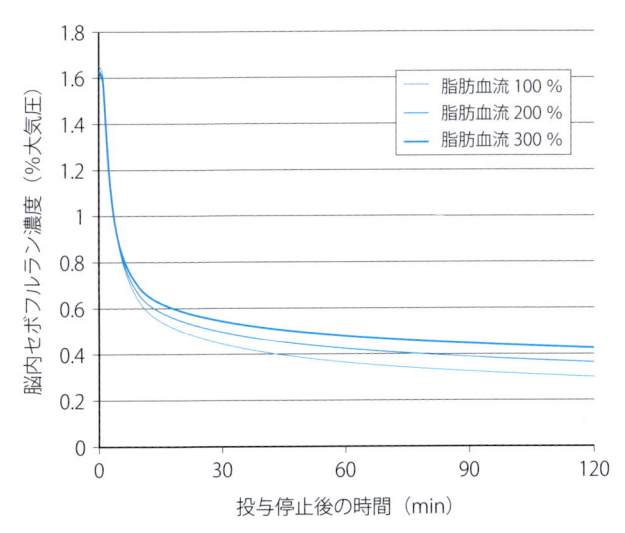

図7　脂肪血流量の影響
脂肪の血流量を増加させると覚醒時間が延長する.

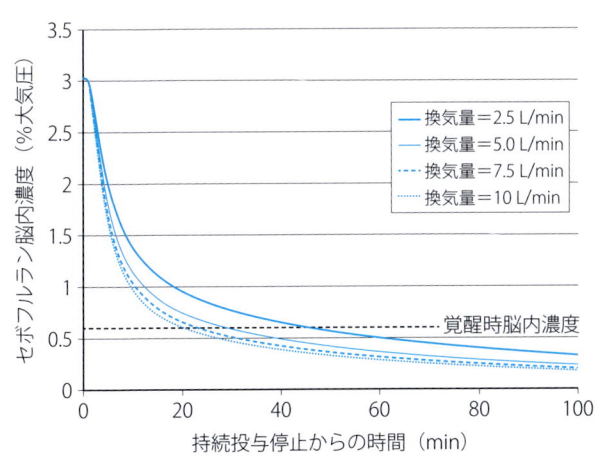

図8　換気量が覚醒に与える影響
換気量が大きいほど覚醒が早くなる.

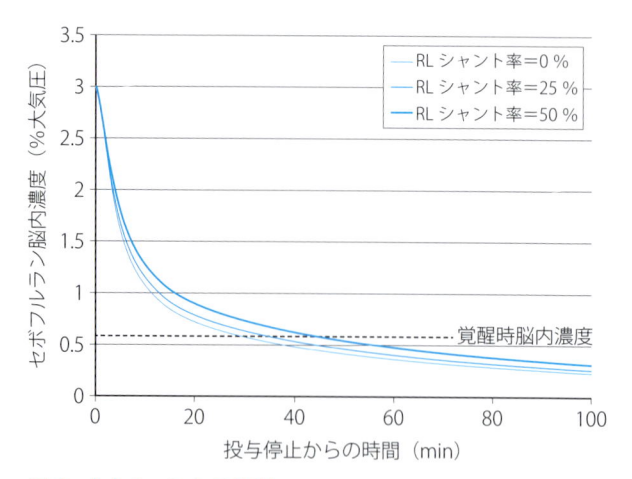

図9 右左シャントの影響
シャント率が大きくなると、覚醒が遅くなる.

3）無気肺形成による右左シャントの増加

2）の換気量の減少で挙げたように、仰臥位では腹腔内臓器による圧迫などにより無気肺が形成されやすい。無気肺を通る血流では気相とのガス交換が起こらないため、いわゆる右左シャントとなる。右左シャントでは、灌流してきた血液肺胞でのガス交換を行うことなく再び全身循環に入るため、シャントを通った血液から薬物が排出されなくなる。その影響をシミュレーションで検討してみた。図9が示すようにシャント率が高くなると覚醒が遅くなる。また、2）の有効な換気量の減少と3）の無気肺の形成は同時に起こってくる事象であり、注意が必要である。

まとめ

確かに吸入麻酔薬は脂肪に蓄積するが、脂肪の血流量は少なく、脂肪に蓄積した吸入麻酔薬が覚醒遅延の原因となることはなさそうである。しかし、肥満患者では各臓器の重量、血流量も標準的な人と比べると増加していて、血流豊富な組織からの吸入麻酔薬の灌流により覚醒が遷延する可能性があり、その中心となる臓器は筋肉である。また、肥満患者で覚醒が遅くなる別な原因としては、換気量の低下、無気肺の形成、右左シャントの増大など換気に関する機能低下が考えられる。

【文　献】

1) Lemmens HJ, Saidman LJ, Eger EI 2nd, et al. Obesity modestly affects inhaled anesthetic kinetics in humans Obesity modestly affects inhaled anesthetic kinetics in humans. Anesth Analg 2008；107：1864-70.

17 全身麻酔下に神経ブロックを実施してもよいのか？

中本　達夫

はじめに

　21世紀の麻酔の大きな変革の一つに超音波ガイド下神経ブロック（USPNB）が挙げられる。超音波による神経や周辺解剖・針先、さらには注入薬液の可視化とこれらの変化がリアルタイムに確認できることは、それまでの神経ブロック（PNB）と比較して明確な優位性があり、世界的にUSPNBは短期間で普及してきた。

　一方、従来の放散痛を指標としたランドマーク法では、針先の適切な位置を確認する唯一の指標が患者の主観的な痛みであったため、意識下でのみ実施可能であったが、その後の神経刺激法（NS）やUSPNBでは、筋収縮や形態学的な観察によって針先位置の確認がなされるようになり、『理論的』には患者が覚醒状態でなくとも実施可能な手技となった。

　事実、わが国においても多くの施設で全身麻酔下（GA）でのUSPNBを実施しているようだが、腹直筋鞘ブロックに代表されるコンパートメントブロックのみならず、腕神経叢ブロックや大腿神経ブロックのように、神経そのものに針を直接近接させるブロックでも同様に実施してよいのだろうか？

　2011年に発表されたUSPNB実施のためのガイドラインにも、この点については明確な根拠がないことから記載を見送っている[1]。

　ここでは、これまでに発表されている報告から、GAでのUSPNBの是非について考察していきたい。

1 神経ブロックの合併症

　USPNBを意識下もしくは浅鎮静下で実施すべしとの考えをもつ人たちが口をそろえていうのは『GAでの実施は神経ブロックに伴う合併症の症状あ

るいは前駆症状をマスクしてしまうため危険である！』ということであろう。

　USPNBで起こりうる合併症としては、局所麻酔薬中毒、血管損傷、血腫形成、気胸、腹腔穿刺、神経損傷、脊髄損傷などが挙げられる。

　これらのうち、意識下で症状が出現するものとしては局所麻酔薬中毒、気胸、神経損傷、脊髄損傷が考えられるが、局所麻酔薬中毒や気胸ではむしろ気道確保のなされたGAのほうが合併症発生時の管理は行いやすいかもしれない。神経損傷、脊髄損傷に関しては、意識下であれば放散痛や注入時痛を生じると考えられるため、GAは確かに症状をマスクするといえるであろう。

　ただし、正しい手技に則って実施されたPNBに伴う神経障害の頻度は、超音波ガイド下法の普及する前から極めて低く[2]、現時点ではUSPNBを用いてもその頻度に明らかな差を認めていない[3]。

　さらに、神経障害に関する多くの研究では、神経損傷が生じた症例の大部分が概ね1年以内にその症状の改善を認めている[4,5]。

　しかし、2000年にBenumofによって報告されたGAでのNSを用いた斜角筋間ブロックで永続的な麻痺や機能障害が生じた症例が存在することも事実で[6]、この報告以降、米国区域麻酔学会（American Society of Regional Anesthesia and Pain Medicine：ASRA）がGAでのPNBを禁止したのは有名な話である。

　一般に神経損傷が生じた場合、その損傷程度、部位によって回復の可能性、回復までの期間が異なり、これらの診断や予測には画像診断や神経局在診断に加えて筋電図や神経伝導速度などの電気生理学的検査が有用である[7]。PNBを行う者はこれらに関しての知識も必要であろう。

2　全身麻酔下で超音波ガイド下神経ブロック（USPNB）を実施することのメリット・デメリット

1）メリット

a. 手術室での効率的運用

　海外では、リカバリールームや専用のブロックルーム、手術室前室など手術室への入室前にUSPNBを実施する場所が確保されていることが多い。これによって手術室の無駄な占有時間の超過を防ぐことができ、より効率的に

手術室運営が可能となる。

　これに対して、わが国では多くの病院でブロックルームなどの特別なスペースはないことが一般的で、多くの場合、手術室内でブロック手技が実施される。このため、全身麻酔導入後で手術開始までの時間を利用することでより効率的に手術室運用できると考えるのかもしれない。側臥位で実施する肺切除や股関節手術では、手術体位をとった後にブロックを実施できるため、導入前に実施するよりは確かに効率的であろう。しかしながら、同様のことは硬膜外鎮痛のために側臥位で手技を行うことについても全く同様であり、多くの施設で硬膜外カテーテル挿入手技を意識下または軽鎮静下で実施していることを考えると、このことが主たるメリットとはいえない。

b. 患者ストレスや手技時の予期せぬ体動の予防

　次に考えられるメリットとしては、GAでUSPNBを実施することで、手技に伴う疼痛や精神的な不安やストレスを、患者に感じさせることなく施行できることが挙げられるかもしれない。実際、小児や認知症、発達障害を有する患者では、意識下や軽鎮静下ではPNBの手技の間を通じて安静を保つことや、必要なコミュニケーションをとることが困難な場合があり、急な体動などによる合併症リスクのほうがむしろ問題となることも多い。

　小児においては、GAでの硬膜外鎮痛処置を実際施行することも一般的である一方、GAでの実施に伴う重篤な合併症の報告があるのも事実である[8]。

c. ブロック手技指導のしやすさ

　さらに、PNB手技の技術習得の途上で、指導を受けながら手技を行う際、患者が意識下であると指導しづらいという状況も想定される。具体的には、意識下患者に対するUSPNBの手技指導の際に、針先が描出されないままに針を進めていたため、「ダメダメ！そのやり方だと危ないでしょ！」といったとすると、患者はその声が聞こえれば『何かたいへんなことが起こったのでは？』と勘違いするかもしれないし、そのような勘違いを生じないように言葉を選びながら指導するのも難しい。

　指導の目的が安全なPNB手技の習得であるならば、やはり意識下で実施するほうが放散痛の発生などを正確に知ることができるため、より安全である印象がある。ただし、実際に最も避けたい神経障害の発生を意識下であれば避けうるのかについては、前述のとおり、PNBに伴う神経障害の発生頻度そのものが極めて低いこともあり、明確な差について示した報告はない。

表1　神経損傷の種類：Seddon の分類

① 一過性伝導障害 （neuraplaxia）	圧迫や疎血による運動障害で生じることが多い 知覚は保たれることも多い 軸索の連続性は保たれ，Waller 変性は生じない
② 軸索断裂 （axonotmesis）	神経幹は保たれているが，軸索・髄鞘が断裂 損傷部より末梢で Waller 変性を生じる 軸索の再生が期待できるが，1～2 mm/day
③ 神経断裂 （neurotmesis）	神経の完全断裂（神経幹も離断） 外科的に神経縫合などが必要

2）デメリット：患者の訴えによる反応の喪失

　GA での USPNB を実施する際のデメリットについては、意識下での実施であれば確認可能な、PNB 手技に伴って生じうる患者の放散痛や薬液の注入時痛の訴えが確認できないことに尽きる。前述のとおり、GA で実施したからといって合併症の頻度が高くなるというエビデンスはなく、USPNB であれば問題とならないと考える向きもあるのは事実である。しかしながら、最初に述べたとおり、USPNB であっても従来の PNB と比較して、血管内注入による局所麻酔薬中毒や気胸などの合併症は減らすことができても、神経障害の発生頻度は統計学的な有意差を示さないのが現状である[3]。

　したがって、なんらかの要因で術後に神経障害が生じた場合、一番に USPNB による可能性を考慮せざるをえないであろう。

　神経障害の程度によって症状やその回復までに要する期間は異なるが（表1）、Waller 変性を伴う軸索損傷（axonotomesis）では、回復までに数ヶ月から1年程度を要し、その間に脱神経から所属筋の萎縮を生じる（図1）。回復までの間、患者には機能低下や回復に対する不安から多大なストレスを与えることになり、可能なかぎりの手段を用いて神経障害という合併症は避けなければならない。

　やむをえず、GA での USPNB を実施する際には、患者への説明と同意を得ることはもちろんのこと、針先位置をより詳細に確認しつつ、針先が見えない状態で針を進めないなど、基本により忠実であるべきである。また超音波診断装置のみならず、複数の安全性を高めるための装置を併用し、神経（神経周膜）内注入を避ける努力を最大限すべきであると考える。

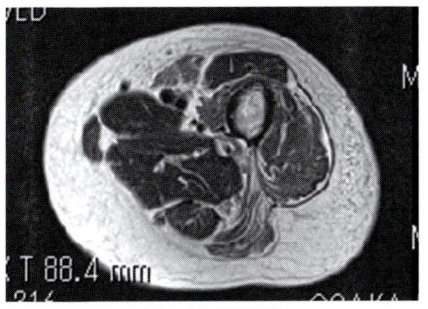

(a) 水平断画像

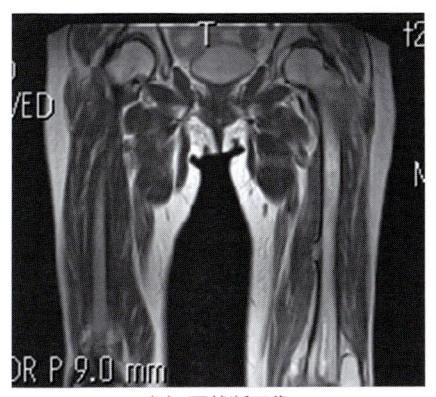

(b) 冠状断画像

図1 全身麻酔下に行った持続大腿神経ブロック後に生じた大腿神経麻痺患者の術後3ヶ月の大腿部MRI画像
内転筋群は保たれているものの、内側広筋・中間広筋を中心に脂肪変性を伴う広範囲の筋萎縮が認められる．

3 より安全な神経ブロックのための3つのモニタリング

　では、より安全な神経ブロックのために、どのようなモニタリングが推奨されるのであろうか？ 現状では①超音波ガイド下手技、②神経刺激法、③注入圧測定の3つのモニタリングの併用が有用であるとされている (表2)。
　GAで実施する際に、手技上の安全面から超音波ガイド下の有用性が示されているPNBについては、USPNBを実施することは必須であろう。
　少なくとも、超音波解剖を十分に理解し、良好な超音波画像のもと針先を

表2　各種モニタリングの特徴と問題点

	超音波ガイド下法	神経刺激法	注入圧測定
特　徴	神経や血管・骨・筋肉などの周囲構造が可視化できる 針・注入薬液の確認も可能	0.5 mA 100 μs のパルス波刺激によって支配筋の筋収縮が得られれば針先が十分に神経に近いことが推測できる	神経周膜内注入では,注入圧が 25 psi を超えることが多いため,注入圧を＜25 psi とすることで安全を確保
問題点	深部では画像が不鮮明なことがある 正しい描出を行わないと針先位置の誤認識が起こりうる	末梢神経ニューロパチーなどでは, 上記刺激条件で筋収縮が得られないことがある	専用のデバイスが国内に流通していない 簡易法による 15 psi での開通テストは可能

適正に描出した穿刺がなされれば、脊柱管内への迷入による脊髄損傷は十分に避けることは可能と思われる。

　また、USPNB でのブロック手技は可能なかぎりすべて動画記録を行い、必要に応じて手技の検証ができるようにしておくことが、合併症発生時にも有益であるし、教育上も極めて有用である。

　ただし、深部のブロックでは、使用するプローブの周波数などにもよるが、必ずしも神経そのものが確認できるとは限らないし、針先の描出に関しても鮮明でないこともある。このような場合に NS は、神経穿刺や神経内注入を避けるための有用な補助手段となるであろう。

　もちろん、NS も万能ではなく、GA での NS 単独併用下 PNB で頸髄損傷の国内報告もあり[9]、糖尿病や血管病変に伴う末梢神経障害が存在する場合には通常筋収縮が得られる 0.5 mA 100 μs の刺激でも反応が得られない場合があることは知っておくべきである[10]。

　さらに、一般に 25 psi を超える注入圧では神経周膜内注入などが疑われ、神経障害の出現リスクが高くなるため[11]、注入圧測定の有用性が以前から報告されている。薬液注入抵抗が高く注射器が『硬く』感じる際には注意が必要であるが、個人の感覚に依存し、補助者による注入ではさらに確認は難しくなる。海外では注入圧モニター用のデバイスが存在するものの、国内では専用デバイスの入手はできない。

　簡易法として、三方活栓と 20 mL シリンジを用いた注入圧測定の報告がある[12]。これは、局所麻酔薬の入ったシリンジと延長チューブの間に三方活栓を設置し、そこに 10 mL の生理食塩液または 5% ブドウ糖液と 10 mL の

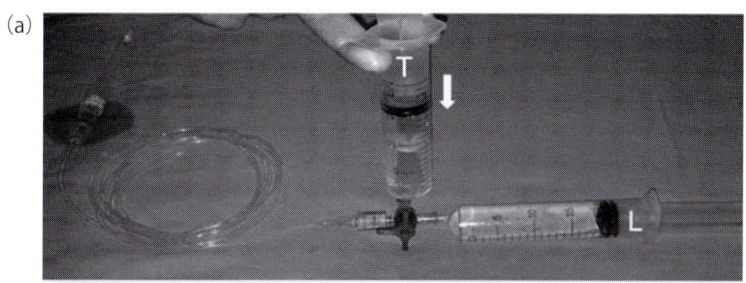

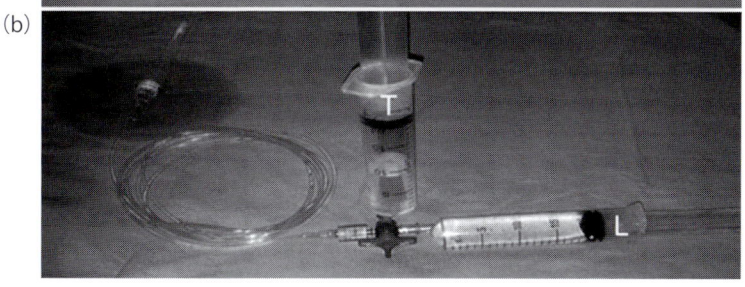

図2　簡易法による開放圧モニタリング法
(a) 三方活栓に局所麻酔薬を入れたシリンジ（L）と生理食塩液または5%ブドウ糖液を10 mL，空気を10 mL入れた20 mLシリンジ（T）を接続し，テストは活栓をTと延長チューブがつながる位置で行う．
シリンジを空気の容量が5 mLになるまで進めて，超音波画像上薬液の広がりを確認する．
(b) 局所麻酔薬注入時には活栓の位置をL側に切り替えて薬液注入を行う．
（Lin JA, Lu HT. A convenient alternative for monitoring opening pressure during multiple needle redirection. Br J Anaesth 2014；112：771-2 より引用）

空気の入った20 mLシリンジを接続するものである（図2）。

薬液を下にして、空気が5 mLになるよう内筒を押すと、内圧は約15 psiとなり、この状態で超音波画像上低エコー性の薬液の広がりが確認できれば、針先が神経周膜外にあると考えてよい。

したがって、GAでのPNBを実施する際には、超音波に加えて神経刺激や注入圧モニタリングの併用による神経学的合併症発生の予防の努力をすべきであろう。

まとめ

これまで述べたように、PNBに伴う重篤な神経障害の発生頻度は決して高いものではなく、複数のモニタリングの併用で、より安全に施行できると考えられるが、ひとたび発生すると患者も施行者も不幸であることは間違い

のない事実である。

GA で実施していれば、間違いなく意識下や浅鎮静下であれば予防できたのではとの意見は出るであろう。

以上のことから、GA での USPNB については、個々の症例ごとのメリット・デメリットを勘案して実施の決定をすべきである。厳格に考えれば、患者とのコミュニケーションが困難で、不用意な患者の動きに伴う危険を回避する場合や、患者が手技（体位変換も含めて）に伴うストレスや不安に耐えることができず、強く GA での USPNB を希望する場合にのみ許容され、その場合においても十分な患者説明を行うべきであろう。

また実施に際しては、USPNB を中心に dual あるいは triple guidance で行い、超音波画像の動画記録も重要であると考える。

【文　献】

1) 日本超音波区域麻酔研究会, Round Table Meeting 合同ガイドライン作成委員会. 超音波ガイド下神経ブロックを安全に実施するための JSURA ガイドライン 2011. 小松　徹, 佐藤　裕, 白神豪太郎, 廣田和美編. 新超音波ガイド下区域麻酔法. 東京：克誠堂出版；2012.
2) Auroy Y, Narchi P, Messiah A, et al. Serious complications related to regional anesthesia：results of a prospective survey in France. Anesthesiology 1997；87：479-86.
3) Sites BD, Taenzer AH, Herrick MD, et al. Incidence of local anesthetic systemic toxicity and postoperative neurologic symptoms associated with 12,668 ultrasound-guided nerve blocks：an analysis from a prospective clinical registry. Reg Anesth Pain Med 2012；37：478-82.
4) Neal JM, Hebl JR, Gerancher JC, et al. Brachial plexus anesthesia：essentials of our current understanding. Reg Anesth Pain Med 2002；27：402-28.
5) Borgeat A, Ekatodramis G, Kalberer F, et al. Acute and nonacute complications associated with interscalene block and shoulder surgery：a prospective study. Anesthesiology 2001；95：875-80.
6) Benumof JL. Permanent loss of cervical spinal cord function associated with interscalene block performed under general anesthesia. Anesthesiology 2000；93：1541-44.
7) 中本達夫. これからの末梢神経ブロック 神経障害発生時の対応 まずは神経障害の鑑別と原因の同定を. LiSA 2012；19：686-90.
8) 堀本　洋. 小児胸部硬膜外麻酔中の脊髄穿刺事故の 1 例とその後の経過. 臨床麻酔 2005；29：856-8.
9) 小林康夫, 吉川修身. 全身麻酔下に神経刺激法で行った斜角筋間ブロック後に生じた頸髄損傷. 日臨麻会誌 2009；29：294-9.
10) Sites BD, Gallagher J, Sparks M. Ultrasound-guided popliteal block demonstrates an atypical motor response to nerve stimulation in 2 patients with diabetes mellitus. Reg Anesth Pain Med 2003；28：479-82.
11) Hadzic A, Dilberovic F, Shah S, et al. Combination of intraneural injection and high injection pressure leads to fascicular injury and neurologic deficits in dogs. Reg Anesth Pain Med 2004；29：417-23.
12) Lin JA, Lu HT. A convenient alternative for monitoring opening pressure during multiple needle redirection. Br J Anaesth 2014；112：771-2.

18 局所麻酔薬中毒に脂肪乳剤はなぜ効くのか?

宮﨑　直樹

はじめに

近年、超音波装置の画質向上に伴い、超音波ガイド下末梢神経ブロック（ultrasound-guided peripheral nerve block：USPNB）が急速に普及した。USPNB の普及により、以前行われていた神経刺激法やランドマーク法と比べて、局所麻酔薬が血管内に直接注入されるリスクは大幅に低減された。しかし、局所麻酔薬の総使用量が増えると、局所麻酔薬の血管内注入が起こらなくても、局所麻酔薬の血中濃度が上昇し、時に局所麻酔薬中毒（local anesthetic systemic toxicity：LAST）を来す。以前 LAST はひとたび重症化し、重篤な中枢神経系症状や心血管系症状を引き起こすと治療は困難であった。しかし、LAST の治療に脂肪乳剤の投与が第一選択となり、その様相は変わりつつある。USPNB の普及に伴い局所麻酔薬を投与する機会が増加し、われわれ麻酔科医が今後 LAST 症例を経験する可能性はさらに増えていくだろう。その治療法への精通は麻酔科医にとって必須といえる。

本稿では、LAST に脂肪乳剤が使用されるようになってきた経緯、治療法やそのメカニズムに焦点をあてて詳述する。

1 脂肪乳剤使用のメリット・デメリット

1) メリット

a. LAST 重症例の治療が可能（特に心停止症例における蘇生）

以前は LAST の症状の程度にかかわらず、対症療法での治療を行うしかなかった。上昇した局所麻酔薬の血中濃度が下降し、症状が消失するまで対症療法で時間を稼いでいたと言い換えることもできる。また、ひとたび重篤な中枢神経系症状や心血管系症状が出現してしまうと、その治療は困難であっ

表1 LAST の症状による分類

中枢神経系症状	軽　症：舌や口のしびれ感，耳鳴り，めまい，ふらつき，興奮，多弁 中等度：痙攣，不穏状態，頻脈，血圧上昇，チアノーゼ，悪心・嘔吐 重　症：意識消失，昏睡，呼吸抑制
心血管系症状	軽　症：高血圧，頻脈 中等度：心筋抑制，心拍出量低下，低血圧 重　症：末梢血管拡張，高度低血圧，徐脈，伝導障害，不整脈 　　　　（QRS 延長から心停止，torsades de pointes，心室性頻拍，心室細動など）

(宮﨑直樹. 総論 7. 局所麻酔薬中毒の治療. 森本康裕, 柴田康之編. 超音波ガイド下末梢神経ブロック実践 24 症例. 東京：メディカル・サイエンス・インターナショナル；2013. p.51-4 より引用)

た。しかし、脂肪乳剤を使用することで速やかに症状の軽減や消失を得られるようになった。LAST 発症時の脂肪乳剤の使用は、しばしば lipid rescue という言葉で表現されるが、文字どおり心停止や重篤な循環虚脱の際に脂肪乳剤を投与し、蘇生を行うという意味合いが強い。脂肪乳剤の使用の最大のメリットは、脂肪乳剤の使用により LAST 重症例において効率よく治療、蘇生を行うことができるようになったことである。実際、LAST に伴う心停止に対して脂肪乳剤が有効であったとする報告は数多くみられる。

b. 軽症例での使用により重症化を予防、患者の不安を取り除くことが可能

現在では著者の施設のように、重篤な循環虚脱はなくとも症状の消失や軽減を目的として初期症状の段階から脂肪乳剤を投与する施設も多くなってきている。LAST の症状には（表1）[1] のようなものがある。たとえ軽症であっても、症状の存在は不快であり患者の不安をまねきかねない。また、軽症例で症状を放置すると、その後の重症化をまねく可能性がある。軽症であっても脂肪乳剤を使用することにより症状を軽減、重症化を予防し、また、患者の不安を取り除くことができることもメリットといえる。

c. 区域麻酔の推進が可能

近年、区域麻酔の重要性が再認識されつつある。区域麻酔を推進するには安全性の担保も重要である。脂肪乳剤の登場により速やかに LAST を治療できる環境が実現できるようになった。これから区域麻酔の導入を進めようとする医療機関にとっては吉報であろう。区域麻酔の推進が可能となる。これもメリットといえる。

2）デメリット

　脂肪乳剤の使用には、わずかではあるが副作用が報告されている。LASTに脂肪乳剤を使用した症例ではないが、Levineら[2]はアミトリプチリン中毒による心停止症例に脂肪乳剤を使用して蘇生を行ったところ、中性脂肪血症や膵炎を認めたと報告している。同様にLASTの治療ではないが、Siriannlら[3]はブプロピオンとラモトリギン中毒による心停止症例に脂肪乳剤を使用して蘇生を行ったところ、2週間人工呼吸を有する急性肺障害を来したと報告している。ただし、本症例は患者発見時には患者はすでに意識障害を来しており、誤嚥が急性肺障害を来した可能性も否定できない。LASTの治療の際に脂肪乳剤を使用する場合も、頭にいれておくべき副作用といえる。

　脂肪乳剤は、特にLASTによる重篤な循環虚脱や中枢神経系症状の治療に必須といってよい。上記のような副作用はあってもLASTの治療に脂肪乳剤の使用を控える理由にはならないと考える。もたらされるメリットがデメリットをはるかに上回る。

2 LASTとは

　局所麻酔薬は、末梢神経のNaチャネルを遮断することにより、局所の神経伝達を抑制する。

　LASTとは、局所麻酔薬が血液中に吸収され、血中の局所麻酔薬濃度が過度に上昇した結果起こる全身性の反応である。つまり、全身性のNaチャネル遮断作用による症状がLASTの症状ということになる。その症状は中枢神経症状と心血管系症状に分けられる（表1）[1]。通常、心血管系症状に先行して中枢神経系症状が先行する。

3 LASTになぜ脂肪乳剤が使用されるようになってきたのか？

　1979年にAlbright[4]は、ブピバカインの心毒性によって引き起こされたと考えられる心停止症例を分析し、その蘇生はしばしば困難であったと報告した。局所麻酔薬の心毒性は、麻酔科医にとって長年にわたりたいへん頭を悩ませる問題であった。

　1998年にWeinbergら[5]は、イソフルランによる全身麻酔・人工呼吸中

のラットに、生理食塩液（対照群）または 10、20、30% の脂肪乳剤を静脈内に投与し、その後 10 秒間の心停止を生じるまでブピバカインを静脈内投与した実験の報告を行った。その結果、脂肪乳剤の濃度が上昇するにつれて、ラットが心停止するまでのブピバカインの投与量および血中濃度閾値が上昇することを報告した。脂肪乳剤は局所麻酔薬の心毒性を低下させるという結果と考えられる。

　同論文の別のプロトコルにおいては、同様にイソフルランによる全身麻酔・人工呼吸中のラットに、ブピバカインをボーラス投与したのちに生理食塩液または 30% の脂肪乳剤を投与して蘇生を行っている。結果、脂肪乳剤の投与により 50% のラットが死亡するブピバカイン量（LD50）は約 50% 増加した。これは脂肪乳剤の投与により、血中ブピバカイン濃度が低下したといえる結果である。

　この論文の発表以降さまざまな研究、発表が行われてきた。

　2003 年、Weinberg ら[6]はイヌを使った研究結果を発表している。この研究では、イソフルランによる全身麻酔・人工呼吸中のイヌの静脈にブピバカインを投与して心停止を誘発し、開胸心マッサージ単独による蘇生を 10 分施行後に、生理食塩液を静脈内投与（対照群）、または 20% 脂肪乳剤を静脈内投与している。脂肪乳剤を投与した 6 頭は 5 分以内に洞調律が得られ、脂肪乳剤投与開始 10 分後には平均血圧が 30 mmHg を超えるまで回復した。脂肪乳剤投与開始 30 分後には血圧も脈拍もほぼベースラインレベルまで復帰し、心電図も正常化した。対照群では心マッサージへの反応は乏しく、洞調律に復帰、または平均血圧が 20 mmHg を超えたイヌは存在しなかった。心筋組織の pH・酸素分圧とも、対照群に比べて脂肪乳剤投与群で有意に高くなっていた。

　2006 年、Rosenblatt ら[7]は臨床において LAST の治療に脂肪乳剤を使用した初めての症例報告を行った。この症例ではメピバカインとブピバカインを使用した末梢神経ブロックの直後に心停止を起こした中年男性に、標準的な心肺蘇生を行ったが、20 分以上反応が認められなかった。しかし、100 mL の脂肪乳剤のボーラス投与を行ったところ、患者は直後に蘇生し、正常なバイタルサインを示した。患者は神経学的後遺症や心血管系の合併症を残すことなく回復した。これは、lipid rescue の典型例といってよい。患者は心停止後に速やかに心肺蘇生を開始したが蘇生に反応せず、脂肪乳剤使用により劇的に自己循環が再開したというものである。

2007 年、英国・アイルランド麻酔科学会（Association of Anaesthetists of Great Britain and Ireland：AAGBI）から、重篤な局所麻酔薬中毒の治療ガイドライン[8]が発表され、難治性の心停止には、脂肪乳剤を使用することが明記された。

　2008 年、Weinberg ら[9]はブピバカインにより心停止を誘発したラットの蘇生を生理食塩液（対照群）、アドレナリン（アドレナリン群）または30％脂肪乳剤（脂肪乳剤群）を用いて試み、その結果、心停止から 10 分後の心筋仕事量は、脂肪乳剤群で最も高かったと報告した。

　2008 年、McCutchen と Gerancher[10]は末梢神経ブロック後に痙攣と心室頻拍を起こした患者に早期に脂肪乳剤を使用したところ、心毒性を抑え、心停止を防ぐことができたと報告した。これは、心停止に至る前に脂肪乳剤を使用することが、低心機能や心停止への移行を予防する可能性を示唆するものである。

　2009 年、Hiller ら[11]はラットにブピバカインを静注して心停止を起こし、心肺蘇生開始 3 分後に脂肪乳剤単独、あるいは脂肪乳剤＋異なる濃度のアドレナリン（1、2.5、10、25 μg/kg）を静注した実験の結果を報告した。脂肪乳剤単独および脂肪乳剤＋アドレナリン（1、2.5 μg/kg）は確実な蘇生効果を示し、脂肪乳剤＋アドレナリン（10、25 μg/kg）投与はかえって蘇生効果が減弱する結果となった。

　これは、ヒトにおいても LAST による心停止の際にアドレナリンを高容量投与すれば、その予後をかえって悪くする可能性を示している。

　2010 年には、米国区域麻酔学会（American Society of Regional Anesthesia and Pain Medicine：ASRA）から、LAST の予防、診断、治療に関する勧告[12]が発表された。

　2012 年には、ASRA は勧告の改訂を行い、LAST 発症時の対応をチェックリスト[1,13]として発表した（図 1）（MEMO ①）。2010 年からの大きな変更点は、アドレナリンの投与を 1 μg/kg 未満に減量した点である。これは Hiller ら[11]の報告を受けてのものと考えられる。

　われわれの施設でも 2012 年から、このチェックリストを使用している。ただし、最近は前述の McCutchen と Gerancher ら[10]の報告や Litz ら[14]の報告のように、比較的早期から脂肪乳剤を使用して LAST の治療を行ったという報告を参考に、中枢神経系症状の初期の段階で LAST と診断して脂肪乳剤による治療を行っている。

> □助けを呼ぶ
> □初期の重点
> 　□気道を確保し，100%酸素で換気する
> 　□痙攣を抑える：ベンゾジアゼピンを使用．循環不安定な症例ではプロポフォールは避ける
> 　□人工心肺使用可能な近くの施設に連絡する
> □不整脈の管理
> 　□必要に応じて一次救命処置（basic life support）および二次救命処置（advanced cardiac life support）を行う
> 　□バソプレシン，カルシウム拮抗薬，β遮断薬，局所麻酔薬（リドカイン，プロカインアミド）は避ける
> 　□アドレナリンの投与を 1μg/kg 未満に減量する
> □20%脂肪乳剤を静脈内投与する（70kg の患者が基準）
> 　□1.5mL/kg（除脂肪体重換算）を 1 分以上かけて初回ボーラス投与
> 　□0.25mL/kg/min で持続投与する（18mL/min まで：roller clamp によって調節する）
> 　□循環虚脱が継続する場合，再度ボーラス投与を 2 回まで
> 　□血圧低値が続く場合は持続投与量を 2 倍にして 0.5mL/kg/min に増量する
> 　□循環安定が得られた後も少なくとも 10 分間は持続投与を継続
> 　□最初の 30 分で 10mL/kg を超えないようにする

図1 LAST 発症時の対応チェックリスト
(American Society of Regional Anesthesia and Pain Medicine. Check list for treatment of local anesthetic systemic toxicity より翻訳)

　われわれの施設では年間約 1,000 ブロックの超音波ガイド下末梢神経ブロックを施行している。2012、2013 年の 2 年間で、約 2,000 ブロック施行のうち、4 回の LAST を経験した。いずれも初期の中枢神経系症状の段階で脂肪乳剤を投与し、速やかな症状の改善を認めることができ、心停止などの重篤な心血管系症状をみることはなかった。LAST 早期の思い切った脂肪乳剤の投与、これが重要である。

> **MEMO ①**
> Marwick ら[15]は LAST の治療において、脂肪乳剤の投与中止後 45 分経過した時点で循環虚脱を再度認めた症例を報告している。脂肪乳剤中止後も LAST の再発を念頭に置いてモニター下に管理する必要がある。脂肪乳剤はもちろんすぐに投与できるよう手元に置いておくことが重要である。

4 LAST に脂肪乳剤はなぜ効くのか？

a. lipid sink（partitioning）[5,16]

局所麻酔薬は脂溶性の高い薬物である。血管内に投与された脂肪乳剤に血漿中の局所麻酔薬が取り込まれ、血漿中の局所麻酔薬濃度が低下すると、心筋や脳組織からの局所麻酔薬の洗い出しが促進される。脂溶性の強い他の薬物による中毒症状の治療にも脂肪乳剤は奏功すると報告されている。この説はその機序を説明してくれる（MEMO ②）。

b. metabolic effect[16,17]

心筋細胞は主に脂肪酸をエネルギー源として活用する。局所麻酔薬によって強力に抑制されていた心筋ミトコンドリア内の脂肪酸代謝を、脂肪乳剤の投与により正常化するというもの。しかし、脳はブドウ糖をエネルギー源とすることから、脂肪乳剤が中枢神経系症状の改善にも寄与することの説明は、この説単独では困難である。

c. membrane effect[16]

細胞外に投与された局所麻酔薬は、細胞内に入り細胞内から Na チャネルをブロックする。脂肪乳剤は局所麻酔薬が Na チャネルに結合するのを阻害すると考えられる。

d. 心筋細胞における電位依存性 Ca チャネルの活性化[16]

脂肪乳剤が心筋内 Ca 濃度を増加させ、心筋収縮力を改善させると考えられる。

e. 肝臓での局所麻酔薬の代謝の亢進[16]

脂肪乳剤の lipid droplet に取り込まれた局所麻酔薬の肝臓における代謝が亢進する。

そのほかにも仮説がいくつか存在するが、lipid sink theory が最も知られている。

表2 中毒時に脂肪乳剤により治療可能な局所麻酔薬以外の薬物

ベラパミル，ジルチアゼム，アムロジピン，クエチアピン，セルトラリン，ハロペリドール，ラモトリギン，オランザピン，プロプラノロール，アテノロール，ネビボロール，ドキセピン，ドスレピン，イミプラミン，アミトリプチリン，グリホサート除草剤，フレカイニド，ベンラファキシン，モキシデクチン

MEMO ②

脂肪乳剤は、局所麻酔薬以外の脂溶性薬物の過量投与に伴う中毒症状の治療にも応用できる。救急医療の場面でも使用可能である。対象薬物には表2のようなものがある[16]。

まとめ

長年にわたり麻酔科医が悩まされてきたLASTは、脂肪乳剤の使用により治療可能となった。そのメカニズムで最も有力なのはlipid sink theoryである。今後はLAST発症早期での脂肪乳剤の使用が推奨される。ただし、LASTを引き起こさないように予防する努力も忘れてはならない（MEMO③）。

MEMO ③ LASTの予防

LASTを起こさなければ脂肪乳剤を使用する必要はない。LASTの予防のため、われわれは下記のような工夫をしている。

①薬物使用量を最低限とする。最大投与量はリドカインで200 mg（成人）、メピバカインで7 mg/kg、ブピバカインで2 mg/kg、ロピバカインで3 mg/kg、レボブピバカインで3 mg/kgとする[18]。
②薬物注入前に吸引を行い、血管内注入を避ける。
③超音波ガイド下末梢神経ブロック施行時には薬液の広がりを超音波画面で確認する。薬液の広がりが視認できない場合は、血管内注入の可能性があるため注入を中止する。

【文　献】

1) 宮﨑直樹. 総論 7. 局所麻酔薬中毒の治療. 森本康裕, 柴田康之編. 超音波ガイド下末梢神経ブロック実践 24 症例. 東京：メディカル・サイエンス・インターナショナル；2013. p.51-4.
2) Levine M, Brooks DE, Franken A, et al. Delayed-onset seizure and cardiac arrest after amitriptyline overdose, treated with intravenous lipid emulsion therapy. Pediatrics 2012；130：e432-8.
3) Sirianni AJ, Osterhoudt KC, Calello DP, et al. Use of lipid emulsion in the resuscitation of a patient with prolonged cardiovascular collapse after overdose of bupropion and lamotrigine. Ann Emerg Med. 2008；51：412-5.
4) Albright GA. Cardiac arrest following regional anesthesia with eticocaine or bupivacaine. Anesthesiology 1979；51：285-7.
5) Weinberg GL, VadeBoncouer T, Ramaraju GA, et al. Pretreatment or resuscitation with a lipid infusion shifts the dose-response to bupivacaine-induced asystole in rats. Anesthesiology 1998；88：1071-5.
6) Weinberg G, Ripper R, Feinstein DL, et al. Lipid emulsion infusion rescues dogs from bupivacaine-induced cardiac toxicity. Reg Anesth Pain Med 2003；28：198-202.
7) Rosenblatt MA, Abel M, Fischer GW, et al. Successful use of a 20% lipid emulsion to resuscitate a patient after a presumed bupivacaine-related cardiac arrest. Anesthesiology 2006；105：217-8.
8) The Association of Anaesthtists of Great Britain and Ireland. AAGBI safety guideline：management of severe local anesthetic toxicity. http://www.aagbi.org/sites/default/files/la-toxicity-2010-0.pdf（2010 年改訂版）.（2014 年 9 月閲覧）.
9) Weinberg GL, Di Gregorio G, Ripper R, et al. Resuscitation with lipid versus epinephrine in a rat model of bupivacaine overdose. Anesthesiology 2008；108：907-13.
10) McCuthen T, Gerancher JC. Earlyintralipid therapy may have prevented bupivacaine-associated cardiac arrest. Reg Anesth Pain Med. 2008；33：178-80.
11) Hiller DB, Gregorio GD, Ripper R, et al. Epinephrine impairs lipid resuscitation from bupivacaine overdose：a threshold effect. Anesthesiology 2009；111：498-505.
12) Neal JM, Bernards CM, Butterworth JF 4th, et al. ASRA practice advisory on local anesthetic systemic toxicity. Reg Aneth Pain Med 2010；35：152-61.
13) American Society of Regional Anesthesia and Pain Medicine. Check list for treatment of local anesthetic systemic toxicity. http://www.asra.com/checklist-for-local-anesthetic-toxicity-treatment-1-18-12.pdf（2014 年 9 月閲覧）.
14) Litz RJ, Roesse IT, Heller AR, et al. Reversal of central nervous system and cardiac toxicity after local anesthetic intoxication by lipid emulsion injection. Anesth Analg 2008；106：1575-7.
15) Marwick PC, Levine AI, Coetzee AR. Recurrence of cardiotoxicity after lipid rescue from bupivacaine-induced cardiac arrest. Anesth Analg 2009；108：1344-6.
16) Weinberg GL. Lipid emulsion infusion. Resuscitation for local anesthetic and other drug overdose. Anesthesiology 2012；117：180-7.
17) Weinberg G. Lipid rescue resuscitation from local anaesthetic cardiac toxicity. Toxicol Rev 2006；25：139-45.
18) 紫藤明美. 第 8 章局所麻酔薬の選択. 佐倉伸一編. 周術期超音波ガイド下神経ブロック（改訂第 2 版）. 東京：真興交易医書出版部；2014. 116-31.

19 癌手術と区域麻酔

柴田　康之

はじめに

　麻酔が癌細胞や腫瘍免疫に与える影響は細胞、動物、ヒトを使って1970年代からずっと調べられてきている。2013年の癌統計によれば日本人が罹患する癌の1位から5位は、胃、大腸、肺、乳房、前立腺となっている。癌に罹患し、癌の手術を受けるために入院してきたのに、わずか数時間の手術の間に自分の予後が大きく変わってしまうとしたらどうだろう？　2006年以降、いくつかの癌で、手術中の麻酔、特に区域麻酔が癌の再発率を減少させることが報告され、世界中の麻酔科医に衝撃が走った。このことが真実であったとすれば、飛行機にエコノミークラスとビジネスクラスがあるように、新幹線に自由席とグリーン席があるように、麻酔方法も患者が選択する時代が訪れるかもしれない。

1 手術と癌の進展・転移

　手術が癌の進展に与える影響は非常に複雑で、そのメカニズムについては完全に明らかになってはいないが、神経内分泌ストレス反応や血管新生が重要な要素と考えられている[1,2]。

1）神経内分泌ストレス反応

　組織損傷による急性炎症反応、侵害刺激の伝達による交感神経系の亢進、視床下部下垂体系の活性化が免疫反応を抑制する。自然免疫にかかわる細胞にはnatural killer（NK）細胞、単球、マクロファージ、樹状細胞がかかわり、獲得免疫にかかわる細胞には表面にCD8＋分子を発現している細胞障害性T細胞とCD4＋分子を発現しているヘルパーT細胞がある。ヘルパー

T細胞にはTh1細胞とTh2細胞がある。Th1細胞はIL2やINFγを分泌して、細胞障害性T細胞やNK細胞による癌細胞の破壊を補助する。Th2細胞はIL4、IL6、IL10、IL13を分泌し、抗原・抗体反応に関与するが、癌細胞の排除の役割はない。Th1細胞とTh2細胞は互いに抑制しあい、そのバランス（Th1/Th2比）が癌細胞に対する免疫反応を決定づけると考えられている。組織損傷によってアラキドン酸カスケードが活性化し、シクロキシゲナーゼ（cycoloxygenase：COX）によってプロスタグランジンE_2（prostaglandin E_2：PGE_2）が産出され、PGE_2はマクロファージ、好中球、Th1細胞、NK細胞を抑制し、その一方でTh2細胞の活性を上げる。

2）血管形成

手術によって癌細胞が血液やリンパ液の中に流れ込んでしまい、遠隔臓器の毛細血管床に転移する危険性がある。癌細胞がサイズ2.0 mmを超えて成長するには血管新生が起きなければならない。血管内皮増殖因子（vascular endothelial growth factor）が癌細胞の血管新生を誘導する。乳癌細胞は転移しても、原発巣から分泌されるアンギオスタチンやエンドスタチンなどの血管新生阻害物質により一時的休眠状態になっていることが知られている。手術で原発巣を摘出することで血管新生阻害物質が減少し、逆にVGEFが増えて血管新生が促進され増殖する。VGEFの遺伝子には一塩基多型があり、その産生量には個人差がある。そのため、VGEFが増殖に主体的役割を果たす乳癌、非小細胞肺癌、大腸癌、膀胱癌の臨床経過は患者ごとに異なる。

癌細胞は、タンパク分解酵素であるマトリックスメタロプロテアーゼ（matrix metalloproteinase：MMP）によって周囲組織を溶かして、増殖するスペースを確保し、浸潤路を形成する[3]。手術ではMMPの放出が増え、癌細胞の運動性や浸潤能力が上がり、結果として転移が促進される。

2 麻酔と癌の進展・転移

麻酔の導入や維持、あるいは術後鎮痛が癌の進展や転移に影響を与えるのかについてはまだ明らかになっていない。癌の種類によっても結果が異なるうえ、統計解析手法によって、同じデータでも異なる結果となる。また、*in vitro*や動物実験で使用される薬の投与量はヒトに換算した場合、臨床使用量をはるかに上まわっており、その結果をヒトに当てはめることも適切でない。

1) 麻酔関連薬と腫瘍免疫
a. オピオイド
　オピオイドはヒトの細胞性免疫および液性免疫の両方を抑制し、転移のリスクを上げる。中でも、モルヒネは動物実験で用量依存性に NK 細胞活性を 20% 抑制し、手術後の癌細胞を増殖させてしまう[4]。モルヒネの免疫抑制は単球、好中球、T 細胞、B 細胞に発現している μ オピオイド受容体、特に μ3 受容体を介したものである[5]。また、T 細胞上に IL4 の発現を促し、Th1/Th2 比を Th2 優位にする。乳癌患者にモルヒネを使用した場合、血管新生を促し、乳癌の成長を促してしまう[6]。ヒトの大腸癌細胞はモルヒネに曝露されると増殖する[7]。モルヒネは非小細胞性肺癌に発現する μ オピオイド受容体によって表皮成長因子受容体を活性化し、肺がんを増殖させる可能性も指摘されている[6]。慢性的なモルヒネの使用は、癌の増量、転移の促進、生存率低下、COX-2 や PGE2 の分泌促進が起きることが指摘されている。

　フェンタニルが NK 細胞を抑制するかについては一定の見解がない。健康なヒトではフェンタニルは NK 細胞の活性を増やしたが[8]、腫瘍摘出術を受けた患者では NK 細胞活性を抑制した[9]。しかし、フェンタニルが μ3 受容体に結合しないことから、腫瘍免疫に影響しないかもしれない。ヒトの大腸癌細胞をフェンタニルに曝露させた細胞実験でも、大腸癌細胞は増殖していなかった[7]。レミフェンタニルは低用量では健康なヒトの NK 細胞には影響しない[10]。

b. 非ステロイド性抗炎症薬（NSAIDs）
　非ステロイド性抗炎症薬（non-steriodal anti inframmatory drugs：NSAIDs）は PG の産生を抑制する。モルヒネは癌細胞に COX-2 の発現を刺激する。COX-2 阻害薬であるセレコキシブはモルヒネによる腫瘍免疫の抑制を阻害することで、癌細胞の増殖、転移を抑制し、生存率を上げる可能性がある[11]。インドメタシンも動物実験では、手術後の転移を 50% まで減少させ、β 遮断薬との併用によって 75% まで抑えられる[12]。

c. 局所麻酔薬
　局所麻酔薬は癌細胞に直接作用する。リドカイン、ロピバカイン、レボブピバカイン、ブピバカインを直接癌細胞に作用させると、癌細胞の増殖が抑えられる[13〜15]。

d. 吸入麻酔薬
　ハロタン、イソフルラン、セボフルランなどの吸入麻酔薬は用量依存的か

つ時間依存的に NK 細胞や T 細胞の活性を抑制する[5]。

e. 静脈麻酔薬

プロポフォールは臨床上の使用濃度では NK 細胞や T 細胞への影響はほんのわずかである。一方、ケタミンやチオペンタールは NK 細胞を抑制しない[5]。ケタミンはオピオイドの使用量を減らすことができるので、オピオイドが腫瘍免疫を抑制してしまう観点からしても利点がある。

2）区域麻酔と癌の予後

痛み、それ自身が腫瘍免疫を抑制し、転移を促進させてしまうことが動物実験で明らかになっている[16]。区域麻酔を全身麻酔に併用することで、オピオイドの使用量を減らしながら、侵害刺激による神経内分泌ストレス反応を抑えることができる。

Exadaktylos らの乳房切除術の乳癌再発率を後ろ向きに調べた報告では、セボフルランによる全身麻酔に胸部傍脊椎ブロックを実施した群のほうがモルヒネのみ使用した群より再発率が有意に低かった（6% vs. 24%, P＝0.012）[17]。

Merquiol らの喉頭癌や下咽頭癌手術を対象としたコホート研究では、全身麻酔単独群に比べ、頸部硬膜外麻酔を併用した群のほうが、5 年生存率が高かった（68% vs. 37%）[18]。

Lin らの卵巣癌を後ろ向きに調べた報告では、全身麻酔に硬膜外麻酔を併用した群の 3 年後と 5 年後の生存率（78%、61%）はオピオイド単独の群（58%、49%）に比べて高かった[19]。おもしろいことに、de Oliveira らの卵巣癌の後ろ向き研究によると、卵巣癌が再発するまでの期間は、硬膜外麻酔を術中から使用したほうが、術後のみ使用した場合や硬膜外麻酔を実施しなかった場合に比べて長くなり（73 ヶ月 vs. 33 ヶ月 vs. 38 ヶ月）、硬膜外麻酔を術後のみ使用した場合は硬膜外麻酔を実施しなかった場合と有意差がなかった[20]。卵巣癌では硬膜外麻酔の有効性を示す報告がある一方で、Lacassie らの報告によると、傾向スコアによって交絡因子をマッチングすると、マッチング前には硬膜外麻酔によって卵巣癌の再発までの期間が統計学的に長くなったという解析結果（1.6 年 vs. 0.9 年）が、マッチング後は有意差が認められなくなった（1.6 年 vs. 1.4 年、P＝0.02）[21]。

子宮頸癌に対する小線源治療では、癌の崩壊によってリンパ行性播種が起きる可能性がある。Ismail らは小線源治療中の脊柱管麻酔が子宮頸癌の再発

率に与える影響を後ろ向きに調べたが、脊柱管麻酔は再発率を改善させなかった[22]。

Biki らの前立腺癌での後ろ向き研究では、硬膜外麻酔を併用したほうがモルヒネやフェンタニルを使用した場合に比べ、癌の再発率は 57% 低くなっている[23]。しかし、Wuethrich らと Tsui らの前立腺癌の報告では、硬膜外麻酔の有無で有意差は認められなかった[24,25]。

Gupta らの報告によると、手術中の硬膜外麻酔の有無による死亡率は直腸癌で下がったが、大腸癌では死亡率は下がらなかった[26]。Christopherso らの大腸癌の後ろ向き研究では、転移がない症例では全身麻酔に硬膜外麻酔を併用することで短期的な生存率が高くなったが、転移のある症例では生存率は高くなっていなかった。また長期的な生存率になると硬膜外麻酔の有無は影響しなかった[27]。Cummings らの報告でも、大腸癌術後の再発率に硬膜外麻酔の有無は影響していなかった[28]。

まとめ

麻酔方法や術後鎮痛が腫瘍免疫に与える影響は複雑で、区域麻酔が癌の手術に最良な麻酔方法であると断言するには時期尚早である。しかし、オピオイドが腫瘍免疫に悪い影響を与えるのは明らかであり、特にモルヒネは推奨されなくなるだろう。区域麻酔や他の非オピオイド性鎮痛薬を使った急性痛管理をしていくことが大切である。

【文　献】

1）Divatia JV, Ambulkar R. Anesthesia and cancer recurrence：What is the evidence? J Anaesthesiol Clin Pharmacol 2014；30：147-50.
2）Green JS, Tsui BC. Impact of anesthesia for cancer surgery：continuing professional development. Can J Anesth 2013；60：1248-69.
3）梁　幾勇, 清木元治. マトリックスメタロプロテアーゼ（MMP）研究の歴史と最先端. 日消誌 2003；100：144-51.
4）Yokota T, Uehara K, Nomoto Y. Intrathecal morphine suppresses NK cell activity following abdominal surgery. Can J Anaesth 2000；47：303-8.
5）Kurosawa S. Anesthesia in patients with cancer disorders. Curr Opin Anesthesiol 2012；25：376-84.
6）Gupta K, Kshirsagar S, Chang L, et al. Morphine stimulates angiogenesis by activating proangiogenic and survival-promoting signaling and promotes breast tumor growth. Cancer Res 2002；ke62：4491-8.
7）Nomura Y, Kawaraguchi Y, Sugimoto H, et al. Effects of morphine and fentanyl on 5-fluorouracil sensitivity in human colon cancer HCT116 cells. J Anesth 2014；28：298-301.
8）Yeager MP, Procopio MA, DeLeo JA, et al. Intravenous fentanyl increases natural killer cell cytotoxicity and circulating CD16（+）lymphocytes in humans. Anesth Analg 2002；94：94-9. table of contents.

9) Beilin B, Shavit Y, Hart J, et al. Effects of anesthesia based on large versus small doses of fentanyl on natural killer cell cytotoxicity in the perioperative period. Anesth Analg 1996；82：492-7.
10) Cronin AJ, Aucutt-Walter NM, Budinetz T, et al. Low-dose remifentanil infusion does not impair natural killer cell function in healthy volunteers. Br J Anaesth 2003；91：805-9.
11) Farooqui M, Li Y, Rogers T, et al. COX-2 inhibitor celecoxib prevents chronic morphine-induced promotion of angiogenesis, tumour growth, metastasis and mortality, without compromising analgesia. Br J Cancer 2007；97：1523-31.
12) Melamed R, Rosenne E, Shakhar K, et al. Marginating pulmonary-NK activity and resistance to experimental tumor metastasis：suppression by surgery and the prophylactic use of a beta-adrenergic antagonist and a prostaglandin synthesis inhibitor. Brain Behav Immun 2005；19：114-26.
13) Sakaguchi M, Kuroda Y, Hirose M. The antiproliferative effect of lidocaine on human tongue cancer cells with inhibition of the activity of epidermal growth factor receptor. Anesth Analg 2006；102：1103-7.
14) Martinsson T. Ropivacaine inhibits serum-induced proliferation of colon adenocarcinoma cells in vitro. J Pharmacol Exp Ther 1999；288：660-4.
15) Capdevila X, Macaire PRB, Nouette-Gaulain K, et al. Regional anesthesia and analgesia for cancer surgery. Hamdan Medical Journal 2012；5：179-88.
16) Page GG, Blakely WP, Ben-Eliyahu S. Evidence that postoperative pain is a mediator of the tumor-promoting effects of surgery in rats. Pain 2001；90：191-9.
17) Exadaktylos AK, Buggy DJ, Moriarty DC, et al. Can anesthetic technique for primary breast cancer surgery affect recurrence or metastasis? Anesthesiology 2006；105：660-4.
18) Merquiol F, Montelimard A-S, Nourissat A, et al. Cervical epidural anesthesia is associated with increased cancer-free survival in laryngeal and hypopharyngeal cancer surgery：a retrospective propensity-matched analysis. Reg Anesth Pain Med 2013；38：398-402.
19) Lin L, Liu C, Tan H, et al. Anaesthetic technique may affect prognosis for ovarian serous adenocarcinoma：a retrospective analysis. Br J Anaesth 2011；106：814-22.
20) de Oliveira Jr GS, Ahmad S, Schink JC, et al. Intraoperative neuraxial anesthesia but not postoperative neuraxial analgesia is associated with increased relapse-free survival in ovarian cancer patients after primary cytoreductive surgery. Reg Anesth Pain Med 2011；36：271-7.
21) Lacassie HJ, Cartagena J, Branes J, et al. The relationship between neuraxial anesthesia and advanced ovarian cancer-related outcomes in the Chilean population. Anesth Analg 2013；117：653-60.
22) Ismail H, Ho K, Narayan K, et al. Effect of neuraxial anaesthesia on tumour progression in cervical cancer patients treated with brachytherapy：a retrospective cohort study. Br J Anaesth 2010：aeq156.
23) Biki B, Mascha E, Moriarty DC, et al. Anesthetic technique for radical prostatectomy surgery affects cancer recurrence：a retrospective analysis. Anesthesiology 2008；109：180-7.
24) Wuethrich PY, Schmitz S-FH, Kessler TM, et al. Potential influence of the anesthetic technique used during open radical prostatectomy on prostate cancer-related outcome：a retrospective study. Anesthesiology 2010；113：570-6.
25) Tsui BC, Rashiq S, Schopflocher D, et al. Epidural anesthesia and cancer recurrence rates after radical prostatectomy. Can J Anesth 2010；57：107-12.
26) Gupta A, Bjornsson A, Fredriksson M, et al. Reduction in mortality after epidural anaesthesia and analgesia in patients undergoing rectal but not colonic cancer surgery：a retrospective analysis of data from 655 patients in central Sweden. Br J Anaesth 2011；107：164-70.
27) Christopherson R, James KE, Tableman M, et al. Long-term survival after colon cancer surgery：a variation associated with choice of anesthesia. Anesth Analg 2008；107：325-32.
28) Cummings III KC, Xu F, Cummings LC, et al. A comparison of epidural analgesia and traditional pain management effects on survival and cancer recurrence after colectomy：a population-based study. Anesthesiology 2012；116：797-806.

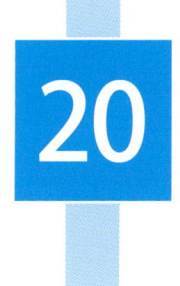

20 TKAの術後鎮痛：もはや大腿神経ブロックさえも時代遅れなのか？

酒井　規広

はじめに

　膝手術は、膝関節鏡を用いた手術、特に前十字靱帯再建術（anterior cruciate ligament reconstruction：ACLR）などの関節鏡下手術と、膝を直視下に切開して人工関節を挿入する人工膝関節置換術（total knee arthroplasty：TKA）が代表例として挙げられる。特にTKAは術後疼痛が著しい。TKAに対する術後鎮痛の手段は、過去には持続硬膜外ブロックを用いることが多かったが、現在では、大腿神経ブロック（femoral nerve block：FNB）、内転筋間ブロック（adductor canal block：ACB）などの末梢神経ブロック（peripheral nerve block：PNB）、もしくは関節内注射（periarticular injection：PAIもしくはlocal infiltration analgesia：LIA）が広く用いられている。もちろんオピオイドの持続静注や患者自己調節鎮痛法（patient controlled analgesia：PCA）も用いられる。

　では、どの手段が最も優れているのだろうか。先に結論を述べておこう。「何がよいのか、断言はできない」。

　そもそも、TKAの術後鎮痛は一筋縄ではいかない。そこで、今回は、TKAの術後鎮痛を、歴史の流れを追いながら紹介し、それぞれについて検証してゆく。

1　人工膝関節置換術（TKA）術後鎮痛の絶対条件

　TKAは、変形性膝関節症もしくは関節リウマチに伴う膝変形に対して行われる究極の治療法である。膝関節の変形と軟骨の損傷、もしくは滑膜の変性により、関節に強い痛みを感じ、歩行、階段昇降、そのほかさまざまな身体活動に悪影響を及ぼす。TKAは、大腿骨・脛骨表面を金属インプラント

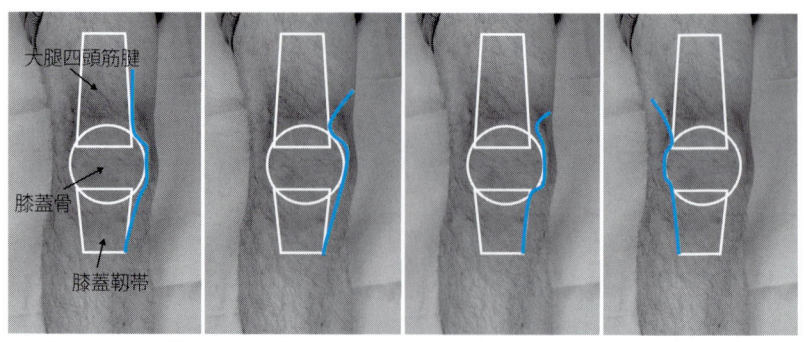

| median parapatellar | mid-vastus | subvastus | lateral |

図1　膝関節進入時の軟部組織への侵襲の比較
Median parapatellar に比べて，mid-vastus や subvastus は軟部組織への侵襲が少ない代わりに，術野の自由度が低下する．このほか，関節内進入時には，膝蓋骨をずらす必要がある．脱臼：外側へひっくり返す，亜脱臼：外側へずらすのみで，ひっくり返さない．進入手法によっても，大腿四頭筋へのストレスや，術後疼痛に影響を与える．

に置換し、その間の関節面に樹脂製のスペーサー（軟骨の役目を果たす）を挿入する。膝の痛みの原因を除去することを目的とし、また、膝の変形に伴う下肢の内反もしくは外反も、手術に応じて矯正し、正しいアライメントに修正することが可能となる。

　TKA は膝正中もしくはやや内側から、内側広筋と膝蓋骨の内縁を切離して関節内に進入する（図1）。そして大腿骨・脛骨・膝蓋骨背側表面を切削してインプラントを挿入する。挿入の際には関節包および周辺軟部組織を剥離して、スペースを確保する。皮膚、筋肉、骨、その他の軟部組織など、ありとあらゆる部位に侵襲が加わる。

　TKA の手術時間はおおよそ 2〜3 時間程度である。術中の麻酔維持は、全身麻酔単独に比べ、区域麻酔を併用することで、術後疼痛の緩和とリハビリテーション促進に貢献する[1]。手術を短時間で終了できる施設では、脊髄くも膜下麻酔でもよい。一方、TKA の術後は早期からのリハビリテーションが必要である。近年は fast track と呼ばれる術後超早期からの膝屈曲運動、歩行訓練が推奨されている。早期にリハビリテーションを開始することで、下肢静脈血栓症を予防し、疼痛の遷延化を予防し、より速やかな膝機能の回復、早期の身体活動性獲得と早期退院を目指すことが目標である[2]。

　TKA に有効な鎮痛手段は、以下の 3 つの要件を満たすことが望ましい。
①早期離床・早期回復・早期退院を促進する確実な鎮痛

②有害事象を引き起こさない安全な鎮痛

③安静時だけでなくリハビリテーション時の疼痛も抑制できる強力な鎮痛

これらの条件を同時に、一つの鎮痛手段で解決することは難しく、ここで、multimodal analgesia という考え方が生まれる[3]。麻薬、局所麻酔薬、NSAIDs やステロイドなど、全身性投与、患部の局所炎症の制圧、脊髄レベルもしくは末梢神経レベルでの疼痛の遮断を、多方面から複数の手段で介入する手法である。

2 古兵・硬膜外ブロックの終焉

TKA の術後鎮痛は、長らく硬膜外ブロックが広く用いられてきた。硬膜外ブロックは麻酔科医にとってなじみの深い手技であり、幅広くさまざまな手術の術中維持・術後鎮痛に用いられる。また、脊髄くも膜下麻酔で術中維持をする場合、手術時間が延長した場合に、持続カテーテルから局所麻酔薬を追加することで、手術侵襲に耐えられる鎮痛を得られる。しかしながら、術後鎮痛という観点では、硬膜外ブロックにはいくつかの弱点がある。

まず、術後の抗凝固療法の普及が大きな問題となった。TKA は術後の下肢静脈血栓症のハイリスク手術として示され、術後の肺塞栓症予防のために、フォンダパリヌクスや低分子ヘパリンなどの、術後抗凝固療法が急速に普及し始めた[4]。抗凝固療法を行ううえで、硬膜外血腫の形成リスクが懸念される硬膜外麻酔は、2007 年ごろを境に、急速に忌避されるようになった。

また、硬膜外ブロックの効果の広がり方も問題になる。TKA の手術侵襲が及ぶ範囲と支配神経を考えてみよう（図 2）。膝の表面は大腿神経領域であるから、腰神経叢由来であり、脊髄レベルでは L1～4 に相当する。硬膜外ブロックを施行する際に、L3/4 の椎間から硬膜外カテーテルを挿入するのは理にかなっている。一方、インプラントが挿入される脛骨の近位端、および剥離操作を受ける関節包の一部やその後面（より背側）をつかさどるのは、坐骨神経である。仙骨神経叢由来であり、脊髄レベルでは L5～S4 に相当する。L3/4 に挿入した硬膜外カテーテルから、局所麻酔薬を十分量投与して、L5～S4 に効果を広げる必要がある。全身麻酔と硬膜外麻酔を併用する場合、術中維持のために、10～15 mL 程度の局所麻酔薬を投与することで、腰神経叢および仙骨神経叢に知覚遮断効果を広げることは可能だろう。

(a) 腰神経叢由来　　　　(b) 仙骨神経叢由来

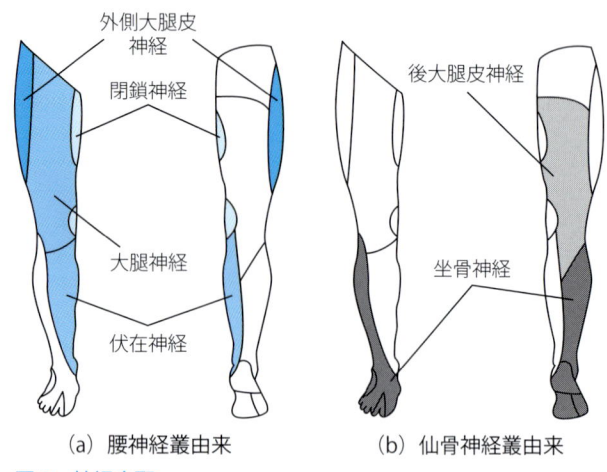

図2　神経支配

　しかし、術後に硬膜外腔へ持続注入を行う場合、一般的に用いられるディスポーザブルの持続注入装置では、4～6 mL/hr 程度しか投与できない。持続硬膜外ブロックでは、時間の経過とともに、知覚遮断領域が狭くなってくることが知られており[5]、術中は効果を発揮していた硬膜外ブロックが、術後に十分な効果を発揮できないことがある。

　さらに、硬膜外ブロックの注入による副作用も見逃せない。腰神経叢と仙骨神経叢の両方の知覚遮断を目指して、十分量の局所麻酔薬を投与することで尿閉、両下肢の知覚および運動機能低下、血圧低下やそれに伴う嘔気嘔吐などを惹起する。これらの副作用は、いずれも術後早期の離床やリハビリテーションなどの妨げになる[6]。

　こういった条件が重なり、硬膜外ブロックは、TKA の術後鎮痛として、もはや主役ではない。ただし、術中維持には有用な手段であり、決して否定された手段ではない。術中維持は脊髄くも膜下麻酔＋硬膜外カテーテル挿入を行い、術後は早期に硬膜外カテーテルを抜去し、他の鎮痛手段で疼痛コントロールを行って、翌日以降の抗凝固療法に備えることができる。低濃度の局所麻酔薬とオピオイドの混合物を持続投与することで、持続 FNB（continuous FNB：cFNB）に匹敵する効果を引き出すこともできる[7]。

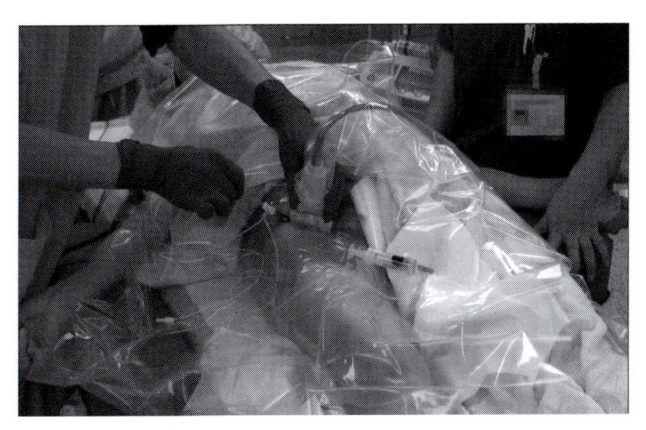

図3　大腿神経ブロック

3 救世主・大腿神経ブロック（FNB）とその足下

　20世紀の終わりごろ、TKAに対する術後鎮痛の手段として、FNBが有用であるとする論文が相次いで発表された（図3）。神経電気刺激法を用いて大腿神経を同定し、カテーテルを挿入して持続的に局所麻酔薬を注入することで、硬膜外ブロックやオピオイドの持続静注に比べて、術後の疼痛緩和、ならびにリハビリテーションに有用であると報告された[6,8]。硬膜外ブロックにみられた健側の運動障害は、患側のみに行うcFNBによって解決し[9]、術後の嘔気・嘔吐も有意に削減されることが示された[10]。2008年には、TKAの術後鎮痛にはFNBが最適であるとシステマティックレビューで報告され[11]、2010年にはメタアナリシスによって、FNBの鎮痛効果への貢献が証明された[12]。硬膜外ブロックに置き換わって、FNBはTKAの術後鎮痛のfirst choiceとなったのである。

　超音波ガイド手技によってPNBが安全かつ確実に提供できる環境が整ったことも、FNBの普及を後押しした。超音波プローブに対して穿刺針を直交させる交差法に比べて、プローブに並行に穿刺針を刺入させる平行法のほうが、より短時間にカテーテルの挿入まで行い、かつ鎮痛効果は同等にできると示された[13]。単回坐骨神経ブロックを追加すれば、さらに質の高い鎮痛を提供できる。その後も、多数のtrialが行われ、TKAの術後鎮痛にFNBはなくてはならない存在になったのである。

しかしながら、FNBには落とし穴が待っていた。FNBは大腿部〜膝表面の知覚遮断を行うが、同時に、大腿四頭筋の運動遮断も行ってしまう。奇しくも同時期に、TKAの術後管理に、抗凝固療法の促進とともに、早期離床・早期リハビリテーションの波が押し寄せてきた[14]。術後早期に離床させ、歩行トレーニングを行うにあたり、大腿四頭筋の筋力が低下するFNBは、術後の転倒事例を増加させる[15,16]。まさに足下をすくわれる事態である（実際に足下をすくわれたかのように転倒する）。

FNBの問題点である大腿四頭筋の筋力低下を予防する、もしくは補うための方法論がいくつも考えられたが、投与される局所麻酔薬の総量が同じであれば、局所麻酔薬が薄かろうが濃かろうが、全く筋力低下の程度は変わりなく[17]、さらには局所麻酔薬の持続投与濃度を1/2にしても、筋力の早期回復にはつながらなかった[18]。cFNBカテーテルの位置を大腿神経の腹側、もしくは背側に位置させてみても、やはり筋力低下が起こる[19]。FNBによって引き起こされる大腿四頭筋筋力低下は、避けがたいものであるという結論に至った。

しかしながら、FNBを行うことで大腿四頭筋筋力が低下しても、転倒を防止するための方策を十分に行えば、より早期からの歩行トレーニングを促進させること[20]、さらにはcFNBカテーテルを挿入したままでも膝関節を安定させるためのイモビライザーを用いれば、安全に歩行させることができることも示されている[21]。日本を含むアジア圏の患者にとっては床上での生活が標準スタイルであり[22]、膝深屈曲は重要な術後アウトカムであるが、cFNBは硬膜外ブロックに比べて早期深屈曲を得られることも示されている[23]。

4│時代の寵児・関節内注射（LIA）の天下取り

FNBがTKAの術後鎮痛のfirst choiceの座についたころ、新しい術後鎮痛法が、整形外科の側から提起された。関節包や膝周辺の軟部組織に、比較的高用量の長時間作用型局所麻酔薬、オピオイド（特にモルヒネ）、ステロイドもしくは液体のNSAIDs（Ketrolacなど：日本未発売）、そして吸収スピードを抑制するための少量のアドレナリンすべてを混合して注入するという、PAIが報告されたのである（図4）[24]。整形外科医が、清潔な術野において術中に投与するこの鎮痛法は、超音波装置や神経刺激装置、特殊な神経ブロッ

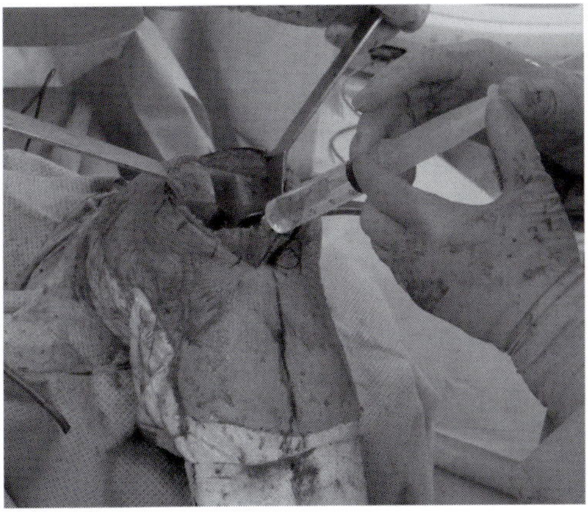

図4 関節内注射 (periarticular injection)
(猫山宮尾病院整形外科．塚田幸行先生よりご提供)

ク針などの装置を全く必要とせず、低コストかつ簡便に行うことができるため、瞬く間に世界を席巻した。その後数々の trial が行われ、持続硬膜外ブロックやオピオイドの持続静注に比べて、より少ない副作用と、効果的な術後鎮痛を得られるとされている[25]。さらに、cFNB に比べて、鎮痛効果が劣ることなく、大腿四頭筋筋力を温存し、速やかな離床と歩行訓練の開始を目指すことができる[26,27]。

　PAI は、注入する薬液に高濃度のロピバカイン（300 mg）を入れるプロトコルが代表的であり、海外に比べて体格の小さいアジア人にはやや過量かもしれない。PNB におけるロピバカインの極量とされる 3 mg/kg を大幅に超える注入は、局所麻酔薬中毒を惹起させる可能性があるため、術後の経過観察は重要である。また、オピオイドであるモルヒネを入れない場合、鎮痛効果が劣ると想定されるが、これを示した文献はまだない。関節周辺組織にオピオイドを投与することの意義については、皮下組織から全身性に吸収されることによる効果であると考える[28]。また、ステロイドの混合に効果があるかどうかについても検証されており、混合しないと効果が減弱する[29,30]。どの薬物が最も効果を発揮しているかは、検証中のテーマである。

　PAI の弱点は効果の持続性が限定的であり、持続カテーテルを挿入できる cFNB に比べて、PAI は術後のリハビリテーションの向上にはつながらないとする意見もある[31,32]。しかし米国では、近年 PAI が広く行われており、そ

れを意識した新しい術後鎮痛のための局所麻酔薬も販売されている。リポソームにブピバカインを封入し、徐放的に創部で放出されることによって、ゆっくりと効果を発揮する局所麻酔薬（Exparel：日本未発売）は、最大72時間効果が持続するとされており、PAIの欠点である持続性が克服される可能性がある[33]。しかしながら従来のモルヒネ、ブピバカイン、ステロイドを混合したPAIに比べて鎮痛効果が劣っているという報告もすでになされており、今後の検証が待たれる[34]。

　PAIは多くの可能性を秘めている鎮痛手段である。FNBとPAIを組み合わせて効果的な鎮痛を得る手段も考案されており[35]、さらなるエビデンスの蓄積が望まれる。

5　新たなる伏兵・内転筋管ブロックの快進撃

　FNBとPAIという2つの鎮痛手段がしのぎを削る中、2012年ごろから新たな鎮痛手段が報告された。ACBである[36]。大腿神経は鼠径部で、腸腰筋の上を最も表層で通過するが、大腿四頭筋や膝中枢側に伸ばす枝（大腿神経前皮枝・筋枝）と、膝末梢側や下腿内側と伸ばす枝（伏在神経）へと分岐する。大腿動脈の分枝と伏在神経は、縫工筋、内側広筋および長内転筋に囲まれた部分（内転筋管）を走行する。大腿中間部でこの内転筋管に局所麻酔薬を注入するのが、ACBである。

　ACBの最大の特徴は、大腿四頭筋筋力を温存しつつ、膝手術の鎮痛を得られるところにある[36,37]。Continuous ACB（cACB）は、cFNBに比べて、有意に大腿四頭筋筋力を温存しつつ、同等の鎮痛効果を得られると報告している[38,39]。ACBは伏在神経ブロックとほぼ同義であると考えられ、そのブロック効果は膝下部と下腿内側に限局する。一般的なTKAでは若干鎮痛効果に難があると想定される（膝上方および内側広筋に創が入る）が、膝下方に創が限局するminimum invasive surgery（MIS）の手法を用いたTKAの場合は、神経支配領域に収まるため、十分鎮痛効果が得られるだろう。

　ACBの注意点は3つある。まず、手術領域である膝および大腿部前面の知覚遮断が完全に得られるわけではないため、術後の一定期間、ACB（およびcACB）以外に鎮痛薬の投与が必要となる。Trialではいずれも術後鎮痛にオピオイドの持続投与が行われており、ACBだけでは完全な鎮痛を得ることは難しい（FNBと同様に坐骨神経ブロックを追加することでより高い鎮

痛効果を得られる）。次に、大腿中間部より上方でACBを行った場合、局所麻酔薬の投与量が多いと、薬液が内転筋管において上方に広がり、大腿四頭筋の筋力を低下させる可能性がある[40]。ACBを行えば確実に大腿四頭筋を温存できると過信すべきではない[41]。そして、FNBにおいてアプローチを行う鼠径部より末梢側でのブロックとなるため、膝手術時に頻用されるターニケットが干渉する。単回注入の場合はともかく、持続カテーテルを挿入したのち、挿入部位に重なるようにターニケットを装着すると、加圧時に神経損傷を引き起こすため[38]、カテーテル留置を行う場合には、ターニケットを装着しないか、もしくは術後に挿入したほうがよい。

　ACBはFNBが抱える筋力低下という重大な問題を解決する可能性を秘めた有用な鎮痛手段ではあるが、他の処置と同様に、適切な鎮痛が得られるようにmultimodal analgesia protocolを準備し、術後の経過観察を怠らないことが肝要である。適切に運用できれば、FNBと同等の鎮痛効果と、より速やかな離床・リハビリテーションを望むことができる[42]。

まとめ：痛みとのたたかいはこれからも続く

　ここまで、TKAの術後鎮痛の歴史をたどってみたが、では何が最も優れているのか、お気づきになっただろうか。それぞれの手段にメリットとデメリットが存在し、かつすべての施設とすべてのTKAにおいて、確実にどれか一つが最も優れていると断言できないのである（表1）。

　これをお読みの読者の皆様は、ご自分の施設における環境を考慮し、最も効果的かつ安全な鎮痛手段についてもう一度ご考察いただきたい。図1に示したように、各施設で、また各症例で、軟部組織の切離と膝関節内への進入方法が異なってくる。高侵襲であるほど、硬膜外ブロックや大腿神経ブロックなどの強力な区域麻酔が必要になると考えられる一方、低侵襲手術（minimum invasive surgery：MIS）には、PAIやACBのような、より末梢での鎮痛と適量のオピオイドを併用した、より運動機能を温存した区域麻酔が求められる。

　TKAを受けるべき患者は、これからも列をなしてやってくる[43]。これを機会に、ベストの鎮痛とリハビリテーション促進に貢献する区域麻酔のワザを、技術と知識の両面からぜひとも高めていただきたい。

表1 各鎮痛手技のメリット・デメリット

	メリット	デメリット	推奨される施設
麻薬持続静注	導入が簡便 患者に応じた細やかな濃度調整	副作用：嘔気嘔吐・呼吸抑制 薬物管理が煩雑 静脈ルートが必要	どこでも導入可能
硬膜外ブロック	強力な鎮痛効果 単独でも手術可能 麻酔科医・整形外科医に慣れた手技	副作用：嘔気・嘔吐，血圧低下，健側運動障害 抗凝固療法との棲み分けが困難，硬膜外血腫のリスク 持続：カテーテル管理	術後抗凝固を行わない施設
大腿神経ブロック	強力な鎮痛効果 膝屈曲リハビリ・拘縮予防に効果的	副作用：大腿四頭筋力低下 神経刺激装置，超音波装置が必要 習熟にやや時間がかかる 持続：カテーテル管理	PNBを行う人員が備わっている施設 術後早期膝屈曲リハビリを目指す施設
関節内注射（局所麻酔薬・モルヒネ・ステロイド・アドレナリン混注）	導入が簡便 早期離床に効果的 複数の薬物による相乗的効果	副作用：局所麻酔薬中毒，モルヒネによる嘔気・嘔吐 持続性が他の手段に比べてやや劣る	麻酔科医がいない施設 術後早期立位リハビリを目指す施設
内転筋管ブロック	大腿神経ブロックに準ずる鎮痛効果 大腿四頭筋筋力を温存可能	副作用：単独では不十分な鎮痛効果，ターニケットとの干渉の問題 持続：カテーテル管理	PNBを行う人員が備わっている施設 術後早期立位リハビリを目指す施設

MEMO ① ACLRの術後鎮痛には

ACLRは近年、関節鏡を用いた低侵襲化が普及しているが、若年者が多く、十分な鎮痛が求められる。FNB（およびcFNB）および坐骨神経ブロック（もしくは脛骨神経ブロック）の併用が有効である[44]。過去の臨床試験では、創部浸潤麻酔もしくは持続的な関節内局所麻酔薬注入に比べてcFNBが優れていると示されている[45]が、注意が必要である。前十字靱帯の損傷によって、関節起源の筋抑制（arthrogenic mscle inhibition：AMI）が発生し、大腿四頭筋の萎縮が始まる[46,47]。この状態でFNBを行うと、術後の大腿四頭筋筋力の回復がさらに遅れ、術後のリハビリテーションに悪影響を及ぼす可能

性がある．経口 NSAIDs やアセトアミノフェンを併用した場合，大腿四頭筋筋力低下を予防しうる ACB の有無にかかわらず，鎮痛効果に大差はなかったとする報告もある[48]．著者はあえて，ACLR に対しては，筋力低下によるリハビリテーション遅延を考慮し，PNB を行う場合は FNB もしくは ACB の単回注入にとどめ，術後の持続的な鎮痛手段はオピオイドの持続静注や NSAIDs を併用した multimodal analgesia で行うべきだと考える．

【文 献】

1) Macfarlane AJ, Prasad GA, Chan VW, et al. Does regional anesthesia improve outcome after total knee arthroplasty? Clin Orthop Relat Res 2009；467：2379-402.
2) den Hertog A, Gliesche K, Timm J, et al. Pathway-controlled fast-track rehabilitation after total knee arthroplasty：a randomized prospective clinical study evaluating the recovery pattern, drug consumption, and length of stay. Arch Orthop Trauma Surg 2012；132：1153-63.
3) Kelley TC, Adams MJ, Mulliken BD, et al. Efficacy of multimodal perioperative analgesia protocol with periarticular medication injection in total knee arthroplasty：a randomized, double-blinded study. J Arthroplasty 2013；28：1274-7.
4) Singelyn FJ, Verheyen CC, Piovella F, et al. The safety and efficacy of extended thromboprophylaxis with fondaparinux after major orthopedic surgery of the lower limb with or without a neuraxial or deep peripheral nerve catheter：the EXPERT Study. Anesth Analg 2007；105：1540-7.
5) Kanai A, Osawa S, Suzuki A, et al. Regression of sensory and motor blockade, and analgesia during continuous epidural infusion of ropivacaine and fentanyl in comparison with other local anesthetics. Pain Med 2007；8：546-53.
6) Capdevila X, Barthelet Y, Biboulet P, et al. Effects of perioperative analgesic technique on the surgical outcome and duration of rehabilitation after major knee surgery. Anesthesiology 1999；91：8-15.
7) Al-Zahrani T, Doais KS, Aljassir F, et al. Randomized clinical trial of continuous femoral nerve block combined with sciatic nerve block versus epidural analgesia for unilateral total knee arthroplasty. J Arthroplasty 2015；30：149-54.
8) Singelyn FJ, Deyaert M, Joris D, et al. Effects of intravenous patient-controlled analgesia with morphine, continuous epidural analgesia, and continuous three-in-one block on postoperative pain and knee rehabilitation after unilateral total knee arthroplasty. Anesth Analg 1998；87：88-92.
9) Zaric D, Boysen K, Christiansen C, et al. A comparison of epidural analgesia with combined continuous femoral-sciatic nerve blocks after total knee replacement. Anesth Analg 2006；102：1240-6.
10) Barrington MJ, Olive D, Low K, et al. Continuous femoral nerve blockade or epidural analgesia after total knee replacement：a prospective randomized controlled trial. Anesth Analg 2005；101：1824-9.
11) Fischer H, Simanski C, Sharp C, et al. A procedure specific systematic review and consensus recommendations for postoperative analgesia following total knee arthroplasty. Anaesthesia 2008；63：1105-23.
12) Paul JE, Arya A, Hurlburt L, et al. Femoral nerve block improves analgesia outcomes after total knee arthroplasty：a meta-analysis of randomized controlled trials. Anesthesiology 2010；113：1144-62.
13) Wang AZ, Gu L, Zhou QH, et al. Ultrasound-guided continuous femoral nerve block for analgesia after total knee arthroplasty：catheter perpendicular to the nerve versus catheter parallel

to the nerve. Reg Anesth Pain Med 2010 ; 35 : 127-31.
14) Schneider M, Kawahara I, Ballantyne G, et al. Predictive factors influencing fast track rehabilitation following primary total hip and knee arthroplasty. Arch Orthop Trauma Surg 2009 ; 129 : 1585-91.
15) Kandasami M, Kinninmonth AW, Sarungi M, et al. Femoral nerve block for total knee replacement-a word of caution. Knee 2009 ; 16 : 98-100.
16) Ilfeld BM, Duke KB, Donohue MC. The association between lower extremity continuous peripheral nerve blocks and patient falls after knee and hip arthroplasty. Anesth Analg 2010 ; 111 : 1552-4.
17) Ilfeld BM, Moeller LK, Mariano ER, et al. Continuous peripheral nerve blocks : is local anesthetic dose the only factor, or do concentration and volume influence infusion effects as well? Anesthesiology 2010 ; 112 : 347-54.
18) Sakai N, Nakatuka M, Tomita T, et al. Equivalence of postoperative quadriceps strength during 1 or 0.5 mg/ml levobupivacaine administration for continuous femoral nerve block following total knee arthroplasty : a double-blinded, randomised controlled trial. Eur J Anaesthesiol 2015 ; published ahead-of-print.
19) Ilfeld BM, Loland VJ, Sandhu NS, et al. Continuous femoral nerve blocks : the impact of catheter tip location relative to the femoral nerve (anterior versus posterior) on quadriceps weakness and cutaneous sensory block. Anesth Analg 2012 ; 115 : 721-7.
20) Ilfeld BM, Mariano ER, Girard PJ, et al. A multicenter, randomized, triple-masked, placebo-controlled trial of the effect of ambulatory continuous femoral nerve blocks on discharge-readiness following total knee arthroplasty in patients on general orthopaedic wards. Pain 2010 ; 150 : 477-84.
21) Beebe MJ, Allen R, Anderson MB, et al. Continuous femoral nerve block using 0.125% bupivacaine does not prevent early ambulation after total knee arthroplasty. Clin Orthop Relat Res 2014 ; 472 : 1394-9.
22) Kurosaka M, Yoshiya S, Mizuno K, et al. Maximizing flexion after total knee arthroplasty : the need and the pitfalls. J Arthroplasty 2002 ; 17 : 59-62.
23) Sakai N, Inoue T, Kunugiza Y, et al. Continuous femoral versus epidural block for attainment of 120 degrees knee flexion after total knee arthroplasty : a randomized controlled trial. J Arthroplasty 2013 ; 28 : 807-14.
24) Busch CA, Shore BJ, Bhandari R, et al. Efficacy of periarticular multimodal drug injection in total knee arthroplasty. A randomized trial. J Bone Joint Surg Am 2006 ; 88 : 959-63.
25) Tsukada S, Wakui M, Hoshino A. Postoperative epidural analgesia compared with intraoperative periarticular injection for pain control following total knee arthroplasty under spinal anesthesia : a randomized controlled trial. J Bone Joint Surg Am 2014 ; 96 : 1433-8.
26) Essving P, Axelsson K, Aberg E, et al. Local infiltration analgesia versus intrathecal morphine for postoperative pain management after total knee arthroplasty : a randomized controlled trial. Anesth Analg 2011 ; 113 : 926-33.
27) Chaumeron A, Audy D, Drolet P, et al. Periarticular injection in knee arthroplasty improves quadriceps function. Clin Orthop Relat Res 2013 ; 471 : 2284-95.
28) Tammachote N, Kanitnate S, Manuwong S, et al. Is pain after TKA better with periarticular injection or intrathecal morphine? Clin Orthop Relat Res 2013 ; 471 : 1992-9.
29) Sean VW, Chin PL, Chia SL, et al. Single-dose periarticular steroid infiltration for pain management in total knee arthroplasty : a prospective, double-blind, randomised controlled trial. Singapore Med J 2011 ; 52 : 19-23.
30) Ng YC, Lo NN, Yang KY, et al. Effects of periarticular steroid injection on knee function and the inflammatory response following Unicondylar Knee Arthroplasty. Knee Surg Sports Traumatol Arthrosc 2011 ; 19 : 60-5.
31) Carli F, Clemente A, Asenjo JF, et al. Analgesia and functional outcome after total knee arthroplasty : periarticular infiltration vs continuous femoral nerve block. Br J Anaesth 2010 ; 105 : 185-95.
32) McCartney CJ, McLeod GA. Local infiltration analgesia for total knee arthroplasty. Br J Anaesth 2011 ; 107 : 487-9.

33) Bramlett K, Onel E, Viscusi ER, et al. A randomized, double-blind, dose-ranging study comparing wound infiltration of DepoFoam bupivacaine, an extended-release liposomal bupivacaine, to bupivacaine HCl for postsurgical analgesia in total knee arthroplasty. Knee 2012；19：530-6.
34) Bagsby DT, Ireland PH, Meneghini RM. Liposomal bupivacaine versus traditional periarticular injection for pain control after total knee arthroplasty. J Arthroplasty 2014；29：1687-90.
35) Mahadevan D, Walter RP, Minto G, et al. Combined femoral and sciatic nerve block vs combined femoral and periarticular infiltration in total knee arthroplasty：a randomized controlled trial. J Arthroplasty 2012；27：1806-11.
36) Jaeger P, Grevstad U, Henningsen MH, et al. Effect of adductor-canal-blockade on established, severe post-operative pain after total knee arthroplasty：a randomised study. Acta Anaesthesiol Scand 2012；56：1013-9.
37) Jenstrup MT, Jaeger P, Lund J, et al. Effects of adductor-canal-blockade on pain and ambulation after total knee arthroplasty：a randomized study. Acta Anaesthesiol Scand 2012；56：357-64.
38) Jaeger P, Zaric D, Fomsgaard JS, et al. Adductor canal block versus femoral nerve block for analgesia after total knee arthroplasty：a randomized, double-blind study. Reg Anesth Pain Med 2013；38：526-32.
39) Jaeger P, Nielsen ZJ, Henningsen MH, et al. Adductor canal block versus femoral nerve block and quadriceps strength：a randomized, double-blind, placebo-controlled, crossover study in healthy volunteers. Anesthesiology 2013；118：409-15.
40) Bendtsen TF, Moriggl B, Chan V, et al. Redefining the adductor canal block. Reg Anesth Pain Med 2014；39：442-3.
41) Chen J, Lesser JB, Hadzic A, et al. Adductor canal block can result in motor block of the quadriceps muscle. Reg Anesth Pain Med 2014；39：170-1.
42) Mudumbai SC, Kim TE, Howard SK, et al. Continuous adductor canal blocks are superior to continuous femoral nerve blocks in promoting early ambulation after TKA. Clin Orthop Relat Res 2014；472：1377-83.
43) Kurtz S, Ong K, Lau E, et al. Projections of primary and revision hip and knee arthroplasty in the United States from 2005 to 2030. J Bone Joint Surg Am 2007；89：780-5.
44) 森本康裕. 前十字靭帯再建術に対する下肢神経ブロック. 森本康裕, 柴田康之編. 超音波ガイド下末梢神経ブロック実践24症例. 東京：メディカル・サイエンス・インターナショナル；2013. p.181-5.
45) Dauri M, Fabbi E, Mariani P, et al. Continuous femoral nerve block provides superior analgesia compared with continuous intra-articular and wound infusion after anterior cruciate ligament reconstruction. Reg Anesth Pain Med 2009；34：95-9.
46) Palmieri-Smith RM, Thomas AC. A neuromuscular mechanism of posttraumatic osteoarthritis associated with ACL injury. Exerc Sport Sci Rev 2009；37：147-53.
47) Rice DA, McNair PJ. Quadriceps arthrogenic muscle inhibition：neural mechanisms and treatment perspectives. Semin Arthritis Rheum 2010；40：250-66.
48) Espelund M, Fomsgaard JS, Haraszuk J, et al. Analgesic efficacy of ultrasound-guided adductor canal blockade after arthroscopic anterior cruciate ligament reconstruction：a randomised controlled trial. Eur J Anaesthesiol 2013；30：422-8.

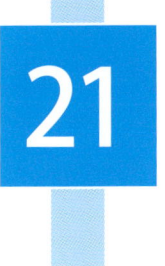

21 帝王切開術後鎮痛は何がベストなのか？

田辺　瀬良美

はじめに

　帝王切開は最も多く行われている手術の一つである。2011年には約18万件（全分娩の約18%）の帝王切開術が施行されている[1]。今後も帝王切開数は増加することが予想される。

　帝王切開術後24時間以降の強い術後痛（ペインスコア6/10以上）の発生頻度は約17%といわれる[2]。強い術後痛は慢性痛への移行や産後うつの発症に関連する[2]。帝王切開術後遷延性疼痛の発生頻度は術後2ヶ月後で約10%といわれている。単純に考えて日本で年間約1万8000人の母親が痛みに耐えながら育児を行っていることになる。また、妊婦の最大の関心事が帝王切開術中術後の疼痛であるという報告もある[3]。帝王切開術後に良好な鎮痛を提供することは麻酔科医の重要な任務である。

　では、帝王切開の術後鎮痛は何がベストなのだろうか？　そもそも、帝王切開の麻酔方法が欧米で主流[4]の脊髄くも膜下麻酔（single shot spinal：SSS）、わが国で最も多い[5]脊髄くも膜下硬膜外併用麻酔（combined spinal-epidural anesthesia：CSEA）、硬膜外無痛分娩からの帝王切開などで用いられる硬膜外麻酔、そして超緊急帝王切開の場合には全身麻酔などさまざまである。

　帝王切開術後鎮痛には他の術後鎮痛と異なる点がある。①創部痛に加え子宮収縮痛（後陣痛）があること、②血栓症予防の観点からも母児関係の構築の観点からも早期離床する必要があること、③鎮痛薬の母乳移行を考慮する必要があること、の3点である。このようなニーズを満たす鎮痛方法はあるのだろうか？

　本稿では予定帝王切開の術後鎮痛を念頭に置き、neuraxial analgesia, iv（静注）オピオイド、アセトアミノフェン、NSAIDs、腹横筋膜面ブロックに

ついて解説し、理想的な帝王切開術後鎮痛について考えてみたい。

1 Neuraxial analgesia（neuraxial opioid）

1）くも膜下モルヒネ

SSS で行う場合、局所麻酔薬に少量のモルヒネを添加すると術後平均 27 時間（11〜29 時間）の良好な鎮痛を得られる[6]。くも膜下モルヒネには天井効果があり、0.2 mg 以上を投与しても鎮痛効果は増強せず、副作用が増加する。一般的には 0.1〜0.2 mg を投与する。

副作用には痒み、悪心・嘔吐、呼吸抑制がある。副作用とその対策については後述する。

著者は 0.5% 高比重ブピバカイン 2.4 mL にモルヒネ 0.1 mg とフェンタニル 10 μg を混注し、くも膜下に投与している。

2）硬膜外モルヒネ

硬膜外腔にモルヒネを投与する場合は 2〜4 mg が適当である。3.75 mg 以上を投与しても鎮痛効果は変わらず副作用が増加する[7]。

硬膜外モルヒネ 3 mg がくも膜下モルヒネ 0.1〜0.2 mg に相当する。鎮痛効果・副作用ともに同等であった[8]。

3）持続硬膜外鎮痛

CSEA で帝王切開の麻酔をする場合、わが国では 2 椎間法を用いて硬膜外カテーテルは Th12/L1、脊髄くも膜下麻酔は L3/4 から実施している施設が多かった[5]。下位胸椎に留置された硬膜外カテーテルは、下腹部横切開または縦切開の帝王切開の術後鎮痛に使用可能である。しかし、腰椎に留置されたカテーテルは薬液量を増加しても十分な鎮痛効果は得られにくく下肢の運動麻痺を来すため、硬膜外モルヒネを単回投与して抜去することが勧められる。

持続硬膜外鎮痛に局所麻酔薬をオピオイドと併用するとオピオイド使用量を減少させる効果がある[5]。Patient-controlled epidural analgesia（PCEA）におけるオピオイドは、効果発現の速やかなフェンタニルが適している。

CSEA でモルヒネをくも膜下と硬膜外のどちらに投与すべきか悩むことがある。くも膜下では投与量が硬膜外に比し 1/20〜1/30 ですみ効果が確実

であるため、くも膜下投与を勧めたい。この場合、持続硬膜外鎮痛にもオピオイドを使用するかどうか議論があるが、著者は呼吸抑制などの危険性に配慮して低濃度の局所麻酔薬（0.1% ロピバカインなど）のみを充填している。

4）副作用への対応

　Neuraxial opioid の副作用として痒み、悪心・嘔吐、呼吸抑制がある。

　呼吸抑制について Kato ら[9]はくも膜下モルヒネ 0.15 mg 使用した患者 1,915 名のうち、呼吸回数 10 回以下となった症例は 5 例（0.26%）、ナロキソンを必要とする重度の呼吸抑制は 1 例のみであったと報告している。頻度は低いが発生すれば重篤な合併症を生じるおそれがあるので術後は十分な監視が必要である。米国麻酔学会（American Society of Anesthesiologists：ASA）ガイドライン[10]では、単回投与のくも膜下/硬膜外モルヒネ使用後は術後 12 時間までは 1 時間おきに、12〜24 時間後までは 2 時間おきに呼吸回数、Sp_{O_2} などをモニターすべしとしている。持続硬膜外鎮痛にオピオイドを使用している場合は、投与期間中をとおして監視が必要である。実際の病棟で上記のような監視体制をとるためには病棟スタッフや産科医の協力が必要である。また、肥満や睡眠時無呼吸症候群など呼吸抑制の起きやすい症例では、モルヒネの使用を控えることも検討すべきである。

　悪心・嘔吐の発生頻度はくも膜下モルヒネ 0.1 mg 使用時で約 12% とされている[6]。術中からのメトクロプラミド 10 mg の静注[11]やドロペリドール 1.25 mg の使用が有効である。

　痒みは neuraxial opioid に特徴的な副作用である。くも膜下モルヒネを使用した患者の 40〜80% に生じるといわれている。抗ヒスタミン薬は無効である。痒みの訴えは多いが、鎮痛薬の副作用であることを説明すると概ね患者は納得してくれることが多い。冷却タオルを瘙痒部に当てるのも症状を緩和する。治療を必要とする場合にはナロキソンを 0.25〜1 μg/kg/hr で投与すると鎮痛効果に影響なく効果的といわれている[12]。

2　iv オピオイド（iv-PCA）

　緊急帝王切開でモルヒネをくも膜下に投与する余裕がなかった場合や、全身麻酔での帝王切開の場合にはオピオイドの静注（例：フェンタニル 0.4〜0.8 μg/kg/hr）が有効である。

3）腹横筋膜面ブロック（TAPブロック）

　近年超音波ガイド下末梢神経ブロックの普及がめざましい。TAPブロックは内腹斜筋と腹横筋の間に局所麻酔薬を投与して、腹壁前面の鎮痛を得る方法である。

　帝王切開術後鎮痛に関しては、くも膜下モルヒネを使用した場合はTAPブロックでさらなる鎮痛効果は期待できないが、全身麻酔での帝王切開などくも膜下モルヒネを使用しない場合には有効である[18]。TAPブロックの弱点は、鎮痛効果が単回投与では術後12時間程度しか得られないことである。最近欧米では長時間作用性局所麻酔薬の liposomal bupivacaine（EXPAREL®）が登場し投与後約72時間の鎮痛効果があるといわれている[19]。現在局所浸潤麻酔にのみ適応があるが、今後末梢神経ブロックにも活用されるようになれば、帝王切開術後鎮痛におけるTAPブロックの有用性が高まることが期待される。

　TAPブロックの重篤な合併症として、局所麻酔薬中毒による痙攣[20]や心停止[21]の報告がある。いずれの患者も lipid resuscitation により回復している。Griffithら[22]の報告によると2.5 mg/kgのロピバカインを20 mLずつ両側に投与したところ、30分後に最高血中濃度1.82±0.69 μg/mLに達した。これは一般に局所麻酔薬中毒の閾値といわれる2.2 μg/mLより低いが、30名の被験者のうち3名に軽度の中毒症状がみられた。この報告からもTAPブロックに用いるロピバカインの用量は2.5 mg/kg以下とし、少なくとも30分は患者の状態を観察すべきである。妊婦は非妊婦に比して心拍出量が増加し組織血流量が多いため、局所麻酔薬の血中濃度が上昇しやすく局所麻酔薬中毒症状がでやすいという報告もある。いざというときのためのlipid resuscitationの準備も整えておくべきであろう（MEMO ①）。

MEMO ① lipid resuscitation[23]

　20%脂肪乳剤（イントラリピッド®）100 mL（1.5 mL/kg）をボーラス静注し、以後0.25 mL/kg/min（400 mL/20 min）で少なくとも循環動態が安定するまで10分間は投与する。循環動態の安定が得られなければ再度ボーラス投与を考慮し、持続投与量を0.5 mL/kg/minに増加する。30分間で10 mL/kgの投与を上限とする。

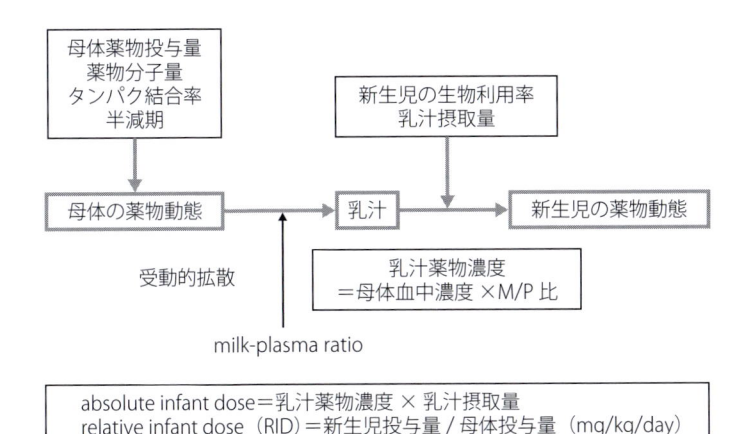

図1 薬剤の乳汁移行

4 薬剤の乳汁移行について

　薬剤の乳汁移行については、詳しくは正書[24]を参照していただきたい。
　基本的にすべての鎮痛薬は乳汁に分泌され母乳を摂取した児に移行する。乳汁移行の程度は主に母体の薬物血中濃度によって規定され、児への影響は新生児の乳汁摂取量、生体利用率によって決まる（図1）。母体から乳汁へどれだけ薬物が移行するかは milk-plasma ratio（M/P 比）で決まる。M/P 比が高くても母体血中濃度が低ければ実際に乳汁に分泌される量は少ない。また、薬剤の乳汁移行リスクを評価するうえでよく使われるのが relative infant dose（RID）である。新生児が実際に1日に摂取するとされる薬物の量は absolute infant dose と呼ばれ、乳汁薬物濃度×1日の平均乳汁摂取量で算出される。これを体重あたりの量に換算し、母体の体重あたりの1日投与量で除したものが RID である。母体投与量の何％が児に移行するかを表わしている。RID が 10％以下であれば安全、1％以下ではまず問題にならないとされている。帝王切開術後鎮痛に使用する薬剤の RID を表3 に示したが、すべてが 10％以下であり授乳中も安全に使用が可能である。最も RID の高いオピオイドに関しては投与量が少ないほど児への影響は少なく、くも膜下モルヒネの使用は新生児にとっても良い選択といえる。
　疼痛があると交感神経系が賦活化され血管収縮が起き、母乳産生量が低下

表3 主な鎮痛薬の relative infant dose

薬 剤	RID（mg/kg/day）
アセトアミノフェン	1〜2
NSAIDs	0.2〜3
オピオイド	1〜10
局所麻酔薬	0.2〜1

する。良好な鎮痛は母乳栄養の確立にも寄与している[25]。児への影響を心配して痛みを我慢してしまう患者は多いので、麻酔科医がきちんと説明して不安を取り除き、患者が十分な術後鎮痛を受け、安心して母乳栄養を行えるよう手助けをするべきである。

まとめ：さて、何がベストなのか？

帝王切開術後鎮痛に関して、neuraxial opioid, iv オピオイド、NSAIDs、アセトアミノフェン、腹横筋膜面ブロック（TAP ブロック）などさまざまな方法を紹介した。

帝王切開の麻酔において区域麻酔が第一選択となった現在、neuraxial opioid、特にくも膜下モルヒネが帝王切開術後鎮痛のゴールドスタンダードであることには異論はないだろう。Neuraxial opioid を使用できない場合には iv オピオイドと TAP ブロックの使用を勧めたい。それに加えて NSAIDs、アセトアミノフェンなど補助鎮痛薬を定時投与することで術後鎮痛の質は向上すると思われる。

さまざまな薬剤や鎮痛法を組み合わせた"multimodal analgesia"[26]こそがベストな帝王切開術後鎮痛法であるといえるだろう。術中や術直後の鎮痛だけでなく、くも膜下オピオイドが切れた2日目以降も快適に過ごせるような術後鎮痛体制を構築したいものである。

なお、本稿を執筆するにあたり、第61回日本麻酔科学会学術集会シンポジウム「あなたの疑問におこたえします―帝王切開術後鎮痛―」のシンポジスト、魚川礼子先生、岡田尚子先生、細川幸希先生、佐藤正規先生のご協力がありましたことを心から感謝致します。

MEMO ② PCEAボトルは邪魔？

わが国ではCSEAが盛んであることもあり、帝王切開術後鎮痛にPCEAが使用されることが多い。良好な鎮痛が得られる反面、患者からは「あのボトルが授乳に邪魔なのよね」という意見も聞かれる。早期に離床し授乳をしなければならない帝王切開特有の意見かもしれない。

MEMO ③ 授乳は痛みを和らげる？

動物実験で、オキシトシンには愛着行動だけでなく疼痛閾値を上げる効果があることが示唆されている[27]。痛みを上手にコントロールし授乳を促すことで、さらに帝王切開術後の痛みを軽減させる可能性がある。手術を経て巡り会えた児と過ごす時間こそ何よりの薬なのかもしれない。

【文献】

1) 石川 薫, 杉原 拓, 池田智明ほか. 日本の最近の帝王切開率の動向. 日本周産期・新生児医学会雑誌 2013；49：383-7.
2) Eisenach JC, Pan PH, Smiley R, et al. Severity of acute pain after childbirth, but not type of delivery, predicts persistent pain and postpartum depression. Pain 2008；140：87-94.
3) Carvalho B, Cohen SE, Lipman SS, et al. Patient preferences for anesthesia outcomes associated with cesarean delivery. Anesth Analg 2005；101：1182-7, table of contents.
4) Aiono-Le Tagaloa L, Butwick AJ, Carvalho B. A survey of perioperative and postoperative anesthetic practices for cesarean delivery. Anesthesiol Res Pract 2009；510642.
5) 田中秀典, 川股知之, 日向俊輔ほか. 帝王切開術麻酔の現況に関する全国アンケート調査の結果報告. 日臨麻会誌 2013；33：411-20.
6) Dahl JB, Jeppesen IS, Jørgensen H, et al. Intraoperative and postoperative analgesic efficacy and adverse effects of intrathecal opioids in patients undergoing cesarean section with spinal anesthesia：a qualitative and quantitative systematic review of randomized controlled trials. Anesthesiology 1999；91：1919-27.
7) Palmer CM, Nogami WM, Van Maren G, et al. Postcesarean epidural morphine：a dose-response study. Anesth Analg 2000；90：887-91.
8) Sarvela J, Halonen P, Soikkeli A, et al. A double-blinded, randomized comparison of intrathecal and epidural morphine for elective cesarean delivery. Anesth Analg 2002；95：436-40, table of contents.
9) Kato R, Shimamoto H, Terui K, et al. Delayed respiratory depression associated with 0.15 mg intrathecal morphine for cesarean section：a review of 1915 cases. J Anesth 2008；22：112-6.
10) Horlocker TT, Burton AW, Connis RT, et al. Practice guidelines for the prevention, detection, and management of respiratory depression associated with neuraxial opioid administration. Anesthesiology 2009；110：218-30.
11) Mishriky BM, Habib AS. Metoclopramide for nausea and vomiting prophylaxis during and after Caesarean delivery：a systematic review and meta-analysis. Br J Anaesth 2012；108：374-83.
12) Kumar K, Singh SI. Neuraxial opioid-induced pruritus：An update. J Anaesthesiol Clin Pharma-

col 2013 ; 29 : 303-7.
13) Deussen AR, Ashwood P, Martis R. Analgesia for relief of pain due to uterine cramping/involution after birth. Cochrane database Syst Rev 2011 ; CD004908.
14) Slattery MM, Friel AM, Healy DG, Morrison JJ. Uterine relaxant effects of cyclooxygenase-2 inhibitors *in vitro*. Obstet Gynecol 2001 ; 98 : 563-9.
15) Al-Waili NS. Efficacy and safety of repeated postoperative administration of intramuscular diclofenac sodium in the treatment of post-cesarean section pain : a double-blind study. Arch Med Res 32 : 148-54.
16) Flood P, Aleshi P. Postoperative and chronic pain. Systemic and regional analgesic techniques. 5th ed. Elsevier Inc ; 2014.
17) Ong CKS, Seymour RA, Lirk P, et al. Combining paracetamol (acetaminophen) with nonsteroidal antiinflammatory drugs : a qualitative systematic review of analgesic efficacy for acute postoperative pain. Anesth Analg 2010 ; 110 : 1170-9.
18) Mishriky BM, George RB, Habib AS. Transversus abdominis plane block for analgesia after Cesarean delivery : a systematic review and meta-analysis. Can J Anaesth 2012 ; 59 : 766-78.
19) Bergese SD, Ramamoorthy S, Patou G, et al. Efficacy profile of liposome bupivacaine, a novel formulation of bupivacaine for postsurgical analgesia. J Pain Res 2012 ; 5 : 107-16.
20) Weiss E, Jolly C, Dumoulin J-L, et al. Convulsions in 2 patients after bilateral ultrasound-guided transversus abdominis plane blocks for cesarean analgesia. Reg Anesth Pain Med 39 : 248-51.
21) D'Angelo R, Smiley RM, Riley ET, Segal S. Serious complications related to obstetric anesthesia : the serious complication repository project of the Society for Obstetric Anesthesia and Perinatology. Anesthesiology 2014 ; 120 : 1505-12.
22) Griffiths JD, Le N V, Grant S, et al. Symptomatic local anaesthetic toxicity and plasma ropivacaine concentrations after transversus abdominis plane block for Caesarean section. Br J Anaesth 2013 ; 110 : 996-1000.
23) Neal JM, Bernards CM, Butterworth JF, et al. ASRA practice advisory on local anesthetic systemic toxicity. Reg Anesth Pain Med 2010 ; 35 : 152-61.
24) Thomas WH. Medications and Mother's milk 2012 : a manual of lactational pharmacology. Hale Pub ; 2012.
25) Hirose M, Hara Y, Hosokawa T, et al. The effect of postoperative analgesia with continuous epidural bupivacaine after cesarean section on the amount of breast feeding and infant weight gain. Anesth Analg 1996 ; 82 : 1166-9.
26) Lavoie A, Toledo P. Multimodal postcesarean delivery analgesia. Clin Perinatol 2013 ; 40 : 443-55.
27) Gutierrez S, Liu B, Hayashida K, et al. Reversal of peripheral nerve injury-induced hypersensitivity in the postpartum period : role of spinal oxytocin. Anesthesiology 2013 ; 118 : 152-9.

22 手術室外での安全な鎮静管理はどのように行うべきか？

駒澤　伸泰

はじめに

　消化器・呼吸器内視鏡検査や歯科治療、小児 MRI 検査など、鎮静は手術室外でも頻繁に行われている。鎮静は、手術室や救急初療室のようなモニター設備、緊急時に設備が不十分な場所で行われることも多く、施設間や診療科間ごとに統一性がないことも多い。ここでは、手術室外での鎮静のメリット・デメリットについて述べたのち、米国麻酔学会（ASA）による非麻酔科医のための鎮静・鎮痛ガイドライン（Practice guidelines for sedation and analgesia by non-anesthesiologists. An updated report by the American Society of Anesthesiologists task force on sedation and analgesia by non-anesthesiologists：ASA-SED）を紹介し[1,2)]、さらに手術室外での鎮静の医療安全管理向上における麻酔科医の役割についても述べる。

1 手術室外における鎮静のメリット・デメリット

　手術室外における鎮静のメリットは、下記の2点である。
①不安や痛みを解消することで患者が不快な治療・治療を耐えられるようになる。
②子供や非協力的な大人において必ずしも不快ではないが、患者の不動化が必要な治療行為ができる。
　デメリットは、下記が挙げられる。
①鎮静深度が過剰になり、呼吸抑制、循環抑制、嘔吐などが発生する。
　ASA-SED では、鎮静の深度の定義を行い、鎮静を行う際の留意点を提唱している。鎮静は、意識レベルは明確であり全身状態も安定している「軽い鎮静」の状態から、強い刺激にも反応がないくらい深く、呼吸・循環状態も

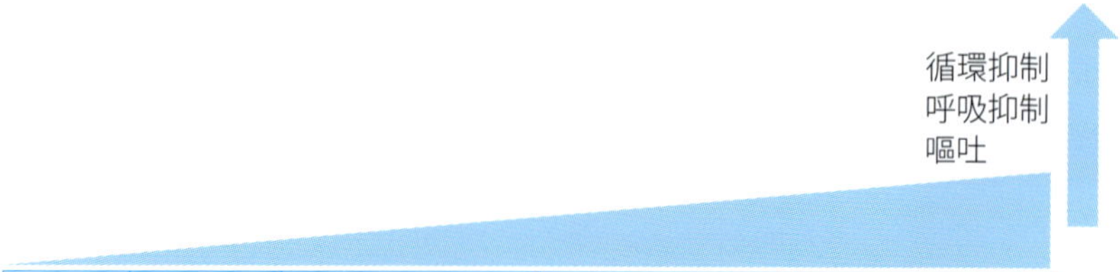

	軽い鎮静	中等度鎮静	深い鎮静	全身麻酔
反応性	呼名で正常反応	言葉での刺激に対し意図のある動き	連続刺激や疼痛刺激で意図のある動き	疼痛刺激を受けても覚醒しない
気道	無影響	介入必要なし	介入が必要な可能性	しばしば介入必要
自発呼吸	無影響	十分である	不十分な可能性	しばしば不十分
循環	無影響	通常保持される	通常保持される	破綻する可能性あり

図1 鎮静の連続性

不安定な「深い鎮静」状態まで連続している（図1）。中等度鎮静から深い鎮静は、呼吸抑制や時には循環抑制まで発生するため、全身麻酔時と同様のモニタリングおよび緊急時対応の準備と訓練が大切である。

　裁判の結審例の解析研究であるASAのclosed claim解析によれば、鎮静関連死亡は手術室内に比して手術室外で行われた症例に多く、呼吸が原因の場合が多いことが示されている[3,4]。さらに、麻酔科医が関与することが多い末梢神経ブロックでも、申し立て数の頻度は、①球後麻酔による直接的眼損傷、②ブロックでの末梢神経損傷、③局所麻酔薬中毒、④鎮静における看視不十分、と続く。ゆえに、麻酔科医にとってもASA-SEDの学習および遵守は有効と考えられる[5]。

2 ASA-SEDの紹介

　1993年に発表されたASA-SEDは2003年に改訂され、手術室外での鎮静におけるさまざまな指針となっている。ASA-SEDの要旨を表1に示し、以下重要点について概説する。

1）鎮静前評価と絶飲食

　ASA-SEDは鎮静開始前に術前の病歴聴取および検査の綿密な施行を推奨している。病歴は、全身合併症の有無、鎮静の既往、薬物療法、アレルギー

表1 ASA-SED の要旨

項目	内容
1. 術前評価	病歴（主要臓器，鎮静・鎮痛歴，薬物療法，アレルギー，最終経口摂取） 焦点を絞った身体検査（心臓，肺，気道を含む） 術前合併症および患者管理へ関連のある検査
2. 患者への説明	危険，利益，限界，ほかの選択肢を説明し同意を得る
3. 術前絶飲食	待機的治療：胃内容排出に十分な時間 緊急状況：目標の鎮静度，治療の延期，挿管による気管保護などを考慮し，誤嚥の可能性に注意する
4. モニタリング	パルスオキシメトリの使用 口頭指令に対する反応 換気に対し観察，聴診 カプノグラフィを用いた呼気二酸化炭素のモニタリング 禁忌を示さないかぎり血圧と心拍数を5分間隔で 循環器疾患病患者には心電図 深い鎮静は禁忌を示さないかぎり口頭指令やより強い刺激に対する反応を行う すべての患者に呼気二酸化炭素のモニタリングや心電図をつける
5. 人材	治療者以外が患者モニターのために同席 患者がいったん安定化すれば比較的重要でない中断可能な仕事をしてもよい 深い鎮痛においては，モニタリングをする者はほかの仕事をせず集中する
6. 訓練	鎮静薬，鎮痛薬，拮抗薬の薬理学に習熟すること 一次救命処置 BLS が可能な人は同席 二次救命処置 ACLS：5分以内にかけつける 深い鎮痛においては，治療室において ACLS が可能な医療者がいること
7. 緊急装置	吸引，適切な大きさの気道確保器具，陽圧換気器具 静脈確保器具，薬理拮抗薬，蘇生用薬物 循環器疾患患者には除細動器が即時利用可能 深い鎮痛においてはすべての患者に除細動器が即時利用可能
8. 酸素投与	酸素補給装置が利用可能な状態にしておく 低酸素血症が起きた場合，酸素を施行 深い鎮痛においては禁忌を示さないかぎりすべての患者に酸素を施行
9. 薬物の選択	不安を減少させ，眠気を促すための鎮静薬 痛みを緩和するための鎮痛薬
10. 用量滴定	薬物処方は効果を評価するため，十分に間隔を置いて用量を漸増 鎮静薬と鎮痛薬を両方用いた場合，適宜に用量を削減 経口薬物処方の繰り返し投与は推奨せず

表1 ASA-SEDの要旨（つづき）

項目	内容
11. 麻酔薬の使用	投与経路および目指す鎮静度にかかわらず深い鎮静に見合うケアを行う
12. 静脈アクセス	鎮静薬を静脈内投与：静脈内アクセスを維持 鎮静薬をほかの経路から投与：症例ごとの対応でよいが，静脈内技能をもつ者が即時応対可能であること
13. 拮抗薬	オピオイドやベンゾジアゼピンを投与するとき，いつでもナロキソンとフルマゼニルが利用可能
14. 回復時のケア	患者が心肺抑制の危険がなくなるまで観察する 退院後の呼吸循環抑制の危険を最小限にするための適切な退院基準を設ける
15. 特殊状況	重度の基礎疾患：可能であれば適切な専門家と相談 循環器や呼吸器の重度の基礎疾患，または手術に対し完全な不動化が必要な場合は麻酔科医と相談

(Practice guidelines for sedation and analgesia by non-anesthesiologists. An updated report by the American Society of Anesthesiologists task force on sedation and analgesia by non-anesthesiologists. Anesthesiology 2002；96：1004-17 より一部改変引用)

を確認、が含まれる。鎮静鎮痛の呼吸抑制が発生すれば気管挿管の有無にかかわらず、陽圧換気が必要となる可能性がある。困難気道症例では、より難易度が上昇する可能性があることを忘れてはならない。

また、意識レベル低下により嘔吐・誤嚥などのリスクも上昇するため、術前絶飲食の推奨も記載されている。待機的な処置における術前絶飲食は全身麻酔と同じく、ASAの「術前絶飲食ガイドライン」が推奨されている[6]。

2）モニタリングの注意点

処置の侵襲度や患者状態により、相対的に鎮静深度は変化する。そのため、常に患者状態を評価し、予想深度よりも深くなった場合でも早期の異常認識と適切な対処が必要である。当初から深い鎮静が必要な場合、呼吸・循環抑制から危機的状態に陥る可能性が高いことを念頭に置き、適切なモニタリングや緊急時対応の準備が必要となる。すなわち、全身麻酔時の危機対応と同じ準備が必要となる。

中等度鎮静から深い鎮静は、呼吸抑制だけでなく循環抑制も惹起するために、全身麻酔時と同様のモニタリングおよび緊急時対応の準備と訓練が大切

である（図1）。
　鎮静時のモニタリングは、パルスオキシメトリ、心電図、血圧計等、カプノグラフィなどの通常の全身麻酔などで使用されるモニタリングが基本である。さらに、患者自身の呼吸努力と意識が保持されるために、「口頭指令に対する反応」や換気に対する視診や聴診も有用である。患者が担当者から離れる場合は呼気二酸化炭素のモニタリングが有効である。

3）緊急時対応器具
　鎮静時の緊急時対応器具は、通常の救急カートと同じように吸引、適切な大きさの気道確保器具、陽圧換気器具、静脈確保器具、蘇生用薬物が含まれる。さまざまな年代と体型の患者に対応するため、各種サイズの気道管理器具の準備の推奨とラリンジアルマスクの準備が推奨されている。
　救急カートに常備する薬物は、心肺蘇生関連薬、アナフィラキシーショックなどに対応する薬物に加え、ナロキソンやフルマゼニルなどの拮抗薬が推奨されている。さらに、心疾患患者には除細動器がすぐに利用可能にすべきとしている。

4）薬物投与の基準
　ASA-SEDは特定の薬物の投与量や投与間隔を推奨しておらず、投与方法の原則を提示している。まず、鎮静薬と鎮痛薬の作用の違いについて明確に認識することを推奨している。すなわち、「不安を減少させ、眠気を促すための」鎮静薬と「痛みを緩和するための」鎮痛薬の差を強く認識することである。
　薬物の投与方法としては、①静脈路を基本、②作用発現時間を考慮、③十分に間隔を置いて用量を漸増、④相互作用から鎮静薬と鎮痛薬を両方用いた場合適宜用量を削減する、4点を推奨している。また、プロポフォールやバルビツレートなどの麻酔薬使用の際は、目標とする鎮静度にかかわらず深い鎮静のモニタリングと対処をすべきとある。さらに、オピオイドやベンゾジアゼピンを投与するとき、即時に拮抗薬であるナロキソンとフルマゼニルも利用可能とすべきである。

5）回復期の注意点
　ASA-SEDは、術前評価、術中のモニタリング、緊急対応のみならず、回

復期のケアと退室・退院基準の遵守も強調している。退室や退院にはなんらかのスコアリングや評価を行い、呼吸抑制のリスクがなくなるまで看視を続けるべきである。回復室では、再鎮静や呼吸抑制のリスクも無視できないため、十分なモニタリング装置や蘇生器具、酸素投与器具が常備されるべきである。拮抗薬使用症例では、ナロキソンやフルマゼニル使用後には再鎮静の可能性もあるため、2時間は観察すべきである。また、鎮静および鎮痛を施される施設では、患者や手技の特徴に適した回復および退院の基準を作成すべきである。

3 鎮静の医療安全性向上における個人と医療システムの役割

手術室外での鎮静の医療安全向上を高めるための試みを紹介し、麻酔科医の役割について述べる。

1) 消化器内視鏡室でのシミュレーション講習会の開催

われわれは以前、消化器内視鏡室の医師および看護師が受講生の多くを占めたため、消化器内視鏡室で講習会を開催した[7]。消化器内視鏡室にシミュレーターを留置し、シナリオに基づいたトレーニングを施行した。トレーニング施行後、受講生全体で改善点について質問し合うことで、以下の気づきを共有できた。

　①頭側にボンベやモニターがあると頭部からの気道確保が困難
　②ベッドの高さが緊急時対応を行うには低すぎるために処置しにくい。
　③いざとなると救急カートからの物品準備がスムーズにいかない。
　④横向きで内視鏡を施行しているため、急変時に仰臥位への体位変換が必要
　⑤内視鏡施行時は部屋が暗いため、患者の呼吸状態を含めて様子が分かりにくい。

以上のことから、内視鏡室における鎮静時のモニタリングや、緊急時気道確保を始めとする対応への課題が明らかとなった。実際の臨床現場でシミュレーターを用いることにより、克服すべき課題、より質の高い医療安全レベルへとつなげることができる可能性がある[7]。

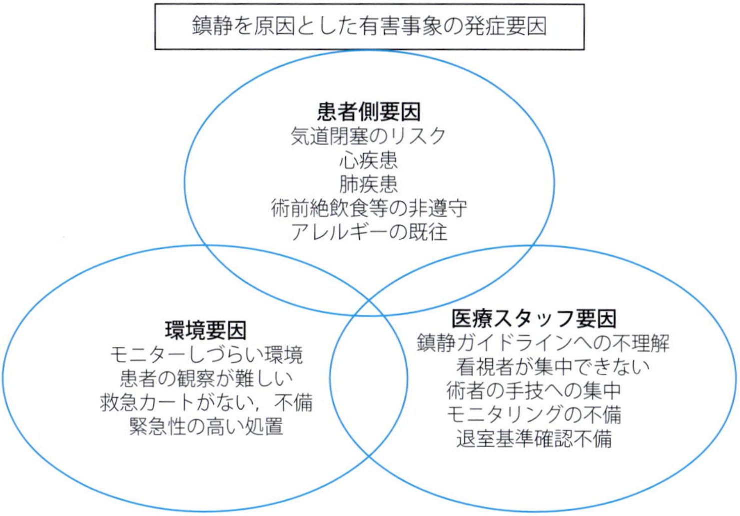

```
                    鎮静を原因とした有害事象の発症要因

                              患者側要因
                            気道閉塞のリスク
                                心疾患
                                肺疾患
                            術前絶飲食等の非遵守
                             アレルギーの既往

              環境要因                          医療スタッフ要因
         モニターしづらい環境                   鎮静ガイドラインへの不理解
         患者の観察が難しい                     看視者が集中できない
         救急カートがない，不備                 術者の手技への集中
         緊急性の高い処置                        モニタリングの不備
                                                退室基準確認不備
```

図2　鎮静の有害事象に関する発生要因
(駒澤伸泰, 藤原俊介, 植木隆介ほか. 各領域における鎮静の医療安全にセデーショントレーニングコースが貢献するには. 日臨麻会誌 2014；34：281-5 より一部改変引用)

2) 各領域での鎮静の医療安全向上における麻酔科医の役割

　各領域の鎮静に関する医療安全の向上には、鎮静・鎮痛薬に対する知識・経験が豊富な麻酔科医と当該診療科の専門家が協力することが大切である。鎮静の有害事象の要因としては、①患者側要因、②環境要因、③医療スタッフ要因、が挙げられる（図2）。ゆえに鎮静の医療安全の向上には、医療者個人の努力もさることながら、医療システムの改善が重要である。医療システム改善の例としては、ASA-SED に準拠し、経皮的酸素飽和度、心電図に加えて、呼吸数やパターンに関する記載を義務づけることや、それぞれの病院における鎮静後の退室・退院基準の策定を行うことがある。このように、医療者個人による鎮静に対する学習のみならず、病院の医療安全システムの両方が重要である[7]（図3）。

まとめ

　手術室外での鎮静は、円滑な検査や処置の遂行に必須であるが、呼吸・循環抑制も来すため注意を要する。ASA-SED を参考に、安全な鎮静管理を心がけるべきである。さらに鎮静に関する医療安全を向上させるには、個人の

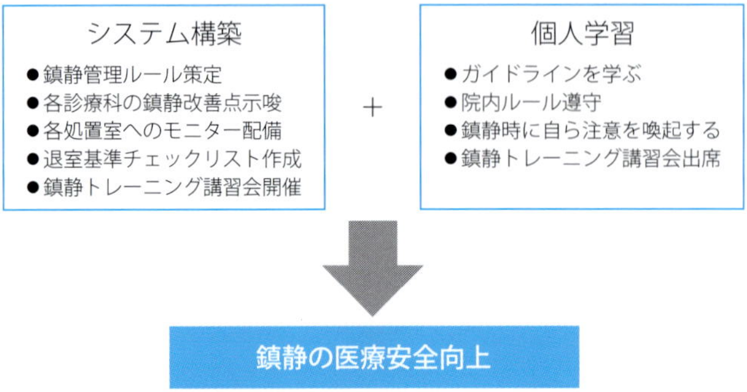

```
┌─────────────────────────┐         ┌─────────────────────────┐
│      システム構築          │         │        個人学習           │
│ ●鎮静管理ルール策定        │    +    │ ●ガイドラインを学ぶ        │
│ ●各診療科の鎮静改善点示唆   │         │ ●院内ルール遵守           │
│ ●各処置室へのモニター配備   │         │ ●鎮静時に自ら注意を喚起する │
│ ●退室基準チェックリスト作成  │         │ ●鎮静トレーニング講習会出席 │
│ ●鎮静トレーニング講習会開催  │         │                         │
└─────────────────────────┘         └─────────────────────────┘
                            ↓
                  ┌──────────────────┐
                  │   鎮静の医療安全向上    │
                  └──────────────────┘
```

図3 鎮静の医療安全向上における医療者個人と病院システムの役割
(駒澤伸泰, 藤原俊介, 植木隆介ほか. 各領域における鎮静の医療安全にセデーショントレーニングコースが貢献するには. 日臨麻会誌 2014；34：281-5 より一部改変引用)

　鎮静に対する正しい理解と危機認識だけでなく、診療科・病院全体でのシステム構築も重要である。麻酔科医が各診療科やメディカルスタッフとともに「安全な鎮静を考える」ことが、鎮静の医療安全管理向上につながるだろう。

【文　献】

1) Practice guidelines for sedation and analgesia by non-anesthesiologists. An updated report by the American Society of Anesthesiologists task force on sedation and analgesia by non-anesthesiologists. Anesthesiology 2002；96：1004-17.
2) 駒澤伸泰, 中川雅史, 安宅一晃ほか. 非麻酔科医による鎮静/鎮痛に関する診療ガイドライン. 非麻酔科医による鎮静/鎮痛に関する米国麻酔科学会作業部会による改訂情報. 医療の質・安全誌 2012；7：162-81.
3) Cheney FW, Posner KL, Lee LA, et al. Trends in anesthesia-related death and brain damage：a closed claims analysis. Anesthesiology 2006；105：1081-6.
4) Desai MS. Office-based anesthesia：new frontiers, better outcomes, and emphasis on safety. Curr Opin Anaesthesiol 2008；21：699-703.
5) Lee LA, Domini KB. Complications associated with peripheral nerve blocks：lessons from the ASA closed claims project. Int Anesthesiol Clin 2005；43：111-8.
6) American Society of Anesthesiologists committee. Practice guidelines for preoperative fasting and the use of pharmacologic agents to reduce the risk of pulmonary aspiration：application to healthy patients undergoing elective procedures：an updated report by the American Society of Anesthesiologists committee on standards and practice parameters. Anesthesiology 2011；114：495-511.
7) 駒澤伸泰, 藤原俊介, 植木隆介ほか. 各領域における鎮静の医療安全にセデーショントレーニングコースが貢献するには. 日臨麻会誌 2014；34：281-5.

周術期管理の謎22　　　　　　　　　　　　　　　＜検印省略＞

2015年6月1日　第1版第1刷発行

定価（本体5,500円＋税）

　　　編集者　森　本　康　裕
　　　発行者　今　井　　　良
　　　発行所　克誠堂出版株式会社
　　　〒113-0033　東京都文京区本郷 3-23-5-202
　　　電話（03）3811-0995　振替 00180-0-196804
　　　URL　http://www.kokuseido.co.jp

ISBN 978-4-7719-0446-0　C3047　￥5500E　　　印刷　三美印刷株式会社
Printed in Japan Ⓒ Yasuhiro Morimoto, 2015

- 本書の複製権・翻訳権・上映権・譲渡権・公衆送信権（送信可能化権を含む）は克誠堂出版株式会社が保有します。
- 本書を無断で複製する行為（複写，スキャン，デジタルデータ化など）は，「私的使用のための複製」など著作権法上の限られた例外を除き禁じられています。大学，病院，診療所，企業などにおいて，業務上使用する目的（診療，研究活動を含む）で上記の行為を行うことは，その使用範囲が内部的であっても，私的使用には該当せず，違法です。また私的使用に該当する場合であっても，代行業者等の第三者に依頼して上記の行為を行うことは違法となります。
- JCOPY＜（社）出版者著作権管理機構　委託出版物＞
  本書の無断複写は著作権法上での例外を除き禁じられています。複写される場合は，そのつど事前に（社）出版者著作権管理機構（電話 03-3513-6969，Fax 03-3513-6979，e-mail：info@jcopy.or.jp）の許諾を得てください。